9000人を調べて分かった 腸のすごい世界

～強い体と菌をめぐる知的冒険～

postbiotics

國澤 純

国立研究開発法人
医薬基盤・健康・栄養研究所
ヘルス・メディカル微生物研究センター
センター長

日経BP

はじめに
腸に棲《す》む未確認生命体があなたの健康と未来を決める
――不思議な腸内細菌の世界へようこそ

「未確認生命体」と聞くと、どんなものを想像しますか？
おそらく、宇宙人みたいなものを想像する方が多いのではないでしょうか。
でも実は、あなたの身近なところにも「未確認生命体」が存在しています。
その場所とは「腸」です。

私たちは、**それぞれが自分の腸の中に、複雑で多様な細菌の世界を持っています。**
その世界は、一人ひとりで違っており、そこには、まだ名前すらついていない菌もいます。さらに、それらの菌は単独で生きているのではなく、お互いが助け合い、あたかも一つの生命体のごとく存在していることから、**「スーパー生命体」**ともいわれています。

さて、**「あなたの体は、何でできているでしょうか？」**と聞かれたら、多くの人が「食べたものでできている」と答えると思います。しかし、その答えでは、残念ながら〇はつけられません。△です。

私たちの体は、食べたものから吸収した栄養だけでできているわけではありません。実は私たち自身がそのものを口にしていなくても、スーパー生命体である腸内細菌がつくってくれる栄養素や、生み出してくれる有益な代謝物——**腸内細菌たちが新たに生み出して私たちに提供してくれている物質や成分**——にも支えられているのです。

私たちの体質は、お父さんやお母さんから受け継いだ遺伝子、ゲノムによって決まる部分もあります。しかし遺伝子がまったく同じ一卵性双生児が、同じ体質・健康状態かといえば、そんなことはありません。そこにはゲノム以外の原因もあります。その一つが腸内細菌なのです。

私たちが腸内に持つ複雑で多様な細菌の世界は、たとえ双子であっても異なっており、一人ひとりに固有なものです。腸内細菌そのもの、そして腸内細菌からつくり出される代謝物が、私たちの体質や健康状態に影響を与えているのです。

本書では、1冊をかけて、腸内細菌と腸内細菌たちの代謝物がつくり出す「腸内環境」と、私たちの体や健康との関わりについて見ていきます。

もしかしたら、「1冊分も、腸と腸内細菌について知っておくべきことなんてあるのか」と思う方もいるかもしれません。でも、ご安心を。腸、腸内細菌、そして細菌たちが生み出す物質が私たちに与えている影響は、まちがいなく、多くの方が考えているよりも多岐《たき》にわたり、そして大きなものです。特にここ10年ほどで飛躍的に研究が進んだため、それほど詳しくお話ししなくても、とうてい、1冊や2冊では収まりません。

膨大な情報から選《え》りすぐって1冊に集約し、本書では、**忙しい、けれど自身や家族の健康を保ちたい方、不調をなくしたい方、加齢による悪い影響を抑えたい方などに向けて、特に役立つこと、そして腸と腸内細菌の不思議で面白い世界を伝えていきます。**

1人でも多くの方が、私たちの体内にある細菌たちの営みの面白さと、細菌から見る私たちの体と健康と未来について興味を持っていただけたら、嬉《うれ》しく思います。

◇誰のお腹にもいる「腸内細菌」に、なぜ今、注目が集まっているのか？

まずは、本書の中心テーマ、「腸内細菌」について、簡単にお話ししていきます。

腸内細菌はヒトの体を宿主とし、入ってきたもの（ヒトが食べたもの）をエサにして生息します。その中でヒトが合成できないビタミンをつくったり、有益な代謝産物を生み出したりしています。

体内に生息する菌の数は、100兆個にも及ぶといわれます。人体を構成する細胞数が30～50兆個なので、菌のほうが倍以上多くなります。**その菌とヒトは共生関係にあって、私たちヒトは菌に助けられて、生命の恒常性と健康を維持しています。**

私が所属する国立研究開発法人医薬基盤・健康・栄養研究所（NIBIOHN）で

は、これまでに日本人9000人以上の腸内細菌を分析し、腸内細菌がつくり出す腸内環境と健康、及び病気の関わりを明らかにする大規模なデータベースの構築と解析を進めています。

すでに多くの人が、腸内細菌がお通じの良し悪しを左右し、免疫に影響を与え、花粉症や感染症などの予防に役立つことを知っていると思います。また最近では、健康に関わる乳酸菌（*Lactic acid bocterium*）の入った製品に人気が集まっているのをご存じの方も多いのではないでしょうか。

腸内細菌が肥満や糖尿病・動脈硬化・高血圧・がんなどの生活習慣病のほか、睡眠やストレス、認知症やうつ病などの心の状態にまで関わっていることが明らかになっています。

そのほか、

- **同じ食事でも、太りにくい人・太りやすい人**
- **同じ食品でも、アレルギーにならない人・なる人**

・同じスキンケアでも、肌の調子が整う人・肌荒れする人
・同じ睡眠時間でも、疲れが取れやすい人・取れにくい人
・同じ室温でも、体が冷えにくい人・冷えやすい人
・同じ生活パターンでも、ストレスを感じにくい人・感じやすい人

など、多くの方が「体質」と思っていることに、腸内細菌が何らかの形で影響を与えている可能性があります。

今後、研究が進むにつれて、腸内細菌と健康、病気、そして体質との関わりは、さらに明らかになるでしょう。同時に、腸内細菌が寄与するメカニズムを使って、より健康的になるために腸内細菌を積極的に活用するようになると思います。

◇腸内細菌は「共生者」。ヒトの中に豊かに育まれる新しい世界

もっとも、「寄与してくれる」とはいえ、菌は何も「私たちのために腸内に存在している」わけでも、「献身的に働いてくれている」わけでもありません。あくまでも

ヒトが食べ、腸に送られたものがエサとして供給されるから、菌はそのヒトの腸内にいる、という関係性です。

菌がビタミンや有益な代謝物を生み出しているというのも、**菌が生きていく中で生み出されたものが、たまたま人間にとって有益だったり栄養となったりしているだけ**です。

さらに大事なこととして、**与えられるエサの質と量によって、腸内にいる菌も、生み出されるものの質も量も変わる**ことを忘れてはいけません。そう、ヒトが何を食べるかに、腸内細菌は大きな影響を受けているのです。

このことは、「思い通り」とまではいかなくても、ヒトが腸内細菌をコントロールできる可能性を示しています。それは、**いわゆる「健康的」といわれる食事や、多くの人が健康や美容のために心がけている食事が腸内細菌にもいい、というような単純な話ではありません。**

何らかの理由で腸内細菌との関係性が悪くなってしまっているならば、良好な共生関係に戻すには、「今日はいつもと違うものを食べてみるか」といったほんのちょっとの意識がきっかけになります。本書で詳しく紹介しますが、ヨーグルトや納豆などの発酵食品のとり方を工夫するだけで、あなたの腸は変わり始めます。「炭水化物」についての考え方、そして食べ方を少し変えれば、さらにあなたの腸内環境は大きく改善するはずです。

私たちが食べたものをエサにする腸内細菌にとっては、「宿主（ヒト）が何を食べるか」が最も重要な問題であるのはまちがいありません。

そんな**菌との良好な共生関係を築き直す方法について、信頼できる研究と科学的に正しいデータに基づいてまとめたのが本書**です。「何を食べて、どんな菌を増やすと有益な代謝産物を得られるのか」という実践的な方法はもちろん、共生関係についての理解が深まるように、菌の特性や機能、腸の構造についても解説していきます。われわれの最新研究で明らかになった、いわゆる**「痩《や》せ菌」**――私たちの肥満に関わる菌。その働きによって太りにくくなる菌――についてもお話しします。

【腸内細菌とヒトは「共生」している】

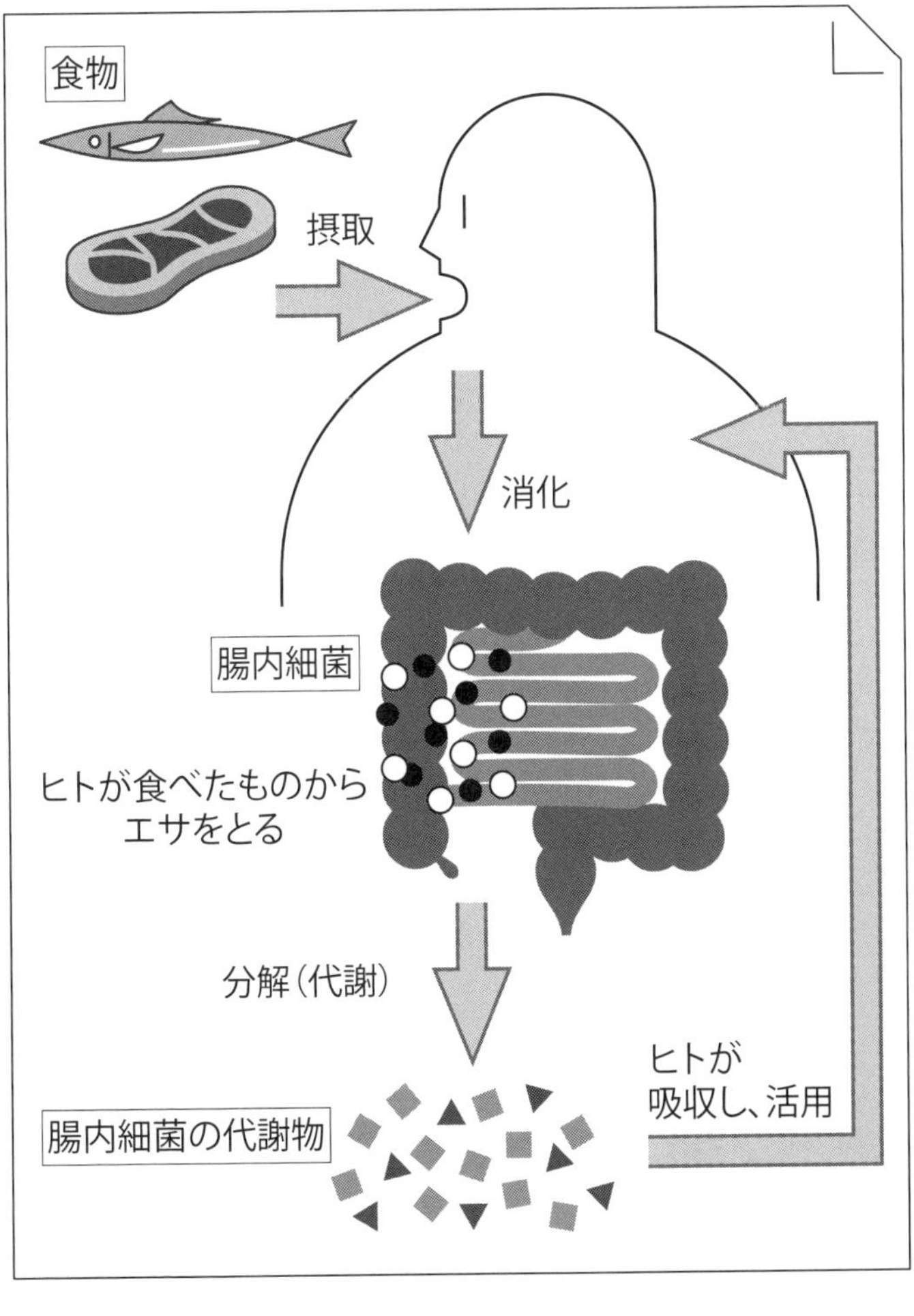

今までは、「自分の体のために、何をどれだけ食べるといいか」ということが食の効果をはかる基準でしたが、これからは「自分の体、そして腸内細菌のために、何をどうやって食べるといいか」という方向に変わりつつあります。

手間は増やさずに、より賢く、より戦略的に。体質や健康状態に影響を与える不思議な器官である腸の面白い世界に、ぜひ、たっぷり触れてみてください。

本書が、ご自身そしてご家族の健康をマネジメントするための一助になれば幸いです。

國澤 純

Contents

はじめに
腸に棲《す》む未確認生命体があなたの健康と未来を決める
――不思議な腸内細菌の世界へようこそ 3
誰のお腹にもいる「腸内細菌」に、なぜ今、注目が集まっているのか? 6
腸内細菌は「共生者」。ヒトの中に豊かに育まれる新しい世界 8

第1部 最先端研究で分かった腸の不思議な世界

1章 体質・能力・体調の決め手としての「腸内細菌」

1 腸内細菌は「過小評価」されている 26
「腸活＝便秘対策、快便、善玉菌を増やす」の先に待つ
「これからの腸活」 29
外の世界のものを「体内に入れるか、入れないか」の総合窓口としての腸 31
2 本当はすごい腸内細菌 34

食物繊維で便秘になる人の腸内・便秘が解消する人の腸内　34
薬の「効きやすさ」も、腸内細菌が決めている？　36
誰もが変えたい「あの体質」も、実は菌のせいかもしれない　38
最初の姿・形を決める遺伝子、その後の変化を決める腸内細菌　39
運動能力を高める「腸内細菌」が明らかに　41
3　研究の最前線「ポストバイオティクス」　44
人体を構成する細胞数よりも圧倒的に多い「腸内細菌」の神秘　44
健康のカギとしての
「腸内細菌がつくる代謝産物＝ポストバイオティクス」　46
「ストレス緩和」機能で知られるGABA《ギャバ》もポストバイオティクス　50
4　菌は腸内で「助け合って」生きている　52
腸の中の「菌のリレー」　52
「ウンチ」の移植で肥満やアレルギー、難病は治せる!?　59
5　腸内細菌のダイバーシティ戦略　61
腸内細菌のエサは「ヒトには消化できないもの」　65

腸内細菌の種類を100種以上増やした「ある穀物」 68
Column 1 自分の腸内細菌叢の状態をチェックするには？ 70

2章 腸はスペシャル、そしてちょっとおかしい

1 改めて「腸」とは〝ナニモノ〟か？ 76
広すぎる「腸の役割」 78
2 吸収か、排出か——「体の番人」としての役割 82
消化・吸収・免疫の小腸、膨大な菌の〝ゆりかご〟大腸 82
栄養は吸収、外敵はブロック……どう判断されているのか 86
3 菌との共生——「善玉」「悪玉」の区別を超えて 90
ヨーグルトの中のビフィズス菌は死んでない 92
善玉菌と悪玉菌？ いや、そんな単純な話ではない 94
4 習慣を変えれば、腸内も変わる。体質も変わる 96

食習慣と腸内の「3つのタイプ」 96
「元気で長生きな人の腸内」はどのタイプ? 101
5「第二の脳」では収まりきらない腸の役割 104
腸は生命の根幹 104
腸は脳よりも「賢い?」 105
Column 2 「個別化栄養」——健康管理の新しいキーワード 107

第2部 健康・老化・体型……すべては腸とつながっている

3章 体型と腸、最先端の研究から

1「太りやすさ」と腸内環境 114
白米をたくさん食べる日本人、なのに「肥満」が少ないのはなぜか 115
「炭水化物抜き」をお勧めできない、リバウンド以外の理由 118

「腸内細菌を味方につけて痩せる」には？　120
白米は「冷や飯」にするのが大正解　122
2「痩せ菌」は日本人の腸内に存在するか？　126
「日本人の腸には痩せ菌はいない」という大誤解　126
最新の研究で明らかになった日本人の「痩せ」と「菌」の関係性　128
日本人の痩せ菌、ブラウティア菌を増やすには？　131
Column 3 いろんなものを食べるといろんな菌が活性化する　133

4章 「腸漏れ」と老化・生活習慣病

1 老化と生活習慣病を呼び寄せる「腸漏れ」とは？　136
その「疲れやすさ」や「だるさ」、腸漏れの初期症状かも　136
気づいたころには生活習慣病!?　腸漏れの恐ろしい影響とは　139
腸漏れと腸内環境悪化の、酸素をめぐる負のサイクル　140

2 腸漏れの「4つの原因」 144
3 糖尿病・動脈硬化・がんと腸漏れ 149
痩せていても糖尿病になる人、太っていても糖尿病にならない人の差 151
腸漏れが「血管」に与える悪影響と脳梗塞・脳出血・心筋梗塞 152
がんと腸漏れ――腸漏れで「遺伝子のコピーミス」が加速する 154
がん細胞vs.免疫細胞――勝負の行方を決めるものは？ 155
4 肌荒れと老化、そして腸との関係 157
Column 4 歯周病は、腸の免疫を経ない有害菌の侵入路。早急な治療が大切です 160

5章 免疫（腸）vs.新型コロナウイルス感染症 そしてアレルギー

1 感染症 重症化を防ぐカギは腸にあり!? 164
流行していても感染しない人、発症しても重症化しない人 164

腸は免疫の「教育機関」 167
「食中毒やがんを防ぐ免疫細胞」を活性化する腸内細菌が明らかに 171
2 「高すぎる免疫力」が人体に及ぼす悪影響 173
免疫は「高める」ではなく「整える」が正解 173
新型コロナ――重症化に至る大きな原因としての「免疫の暴走」 175
3 アレルギーの原因は腸にあり？ 179
「衛生仮説」――アレルギーの増加と腸内細菌 179
アレルギー症状を抑えるポストバイオティクス 183
Column 5 「死菌」は有用菌のエサになる 185

6章

脳腸相関
腸はどこまで脳に影響を及ぼしているのか？

1 メンタルと腸内細菌の意外な関係 188

「認知症やうつ病の人の腸内は乱れている」という事実からわかること 188

2 腸内の「神経」ネットワーク 192

腸と脳をつなぐ神経ネットワーク 193

「幸せホルモン」は腸でつくられる 194

自律神経が整うと腸の働きがよくなる 195

3 直接働きかけるのが難しい脳に、腸からアプローチ 197

腸を「最初のステップ」として私が勧める理由 197

Column 6 「幸せホルモン」セロトニンも免疫同様、「多すぎ」に要注意 199

第3部 実践 腸と腸内細菌を最大に生かす3つの戦略

7章 最高の腸内環境は食事でつくれる

1 いい菌をとる×増やす×いい働きをさせる 204

食で菌が変わる。腸が変わる。体調と体質が変わる　204

2　戦略1：いい菌を摂取する　206

「発酵食品」はいい菌の宝庫　206
ヨーグルトも納豆も「継続的に食べる」ことが大事なわけ　211
貴重な菌・働いてほしい菌ほど、「デザート」でとる　212

3　戦略2：菌が喜ぶエサを食べる　214

腸内細菌にいい働きをさせるための「エサ」とは？　214
腸内細菌と加工食品　216
食物繊維や難消化性オリゴ糖をしっかり食べる　217

4　戦略3：ポストバイオティクスを利用する　219

「菌の代謝物で健康になる」という新しい考え方　219
どうすれば腸内の菌が、「体にいいもの」をつくってくれるのか？　220
ビタミンB_1で「菌のリレー」をサポート　221
普段の食事も一工夫するとポストバイオティクスを活用できる　222

サプリメントになったポストバイオティクス：
エクオールとウロリチンA、HYA　225

5　3つの戦略を最大化する食べ物・食べ方　228

二大発酵食品「納豆」と「ヨーグルト」の勧め　228
二大発酵食品①納豆　230
日本の伝統的健康食「納豆」と健康　232
二大発酵食品②ヨーグルト　234
世界で研究が進む「ヨーグルト」。その底力は？　235
乳酸菌が生み出すポストバイオティクス「EPS」　238
あなたに合ったヨーグルトの選び方　242

Column 7　「3週間続ければ腸が変わる」　247

巻末注

第1部

最先端研究で
分かった
腸の不思議な世界

1章

体質・能力・体調の決め手としての「腸内細菌」

1 腸内細菌は「過小評価」されている

◇脳と腸の密接なつながり

「睡眠の質を上げる」「ストレスを緩和する」。

近ごろ、ヨーグルトなどの乳製品や乳酸菌飲料のＣＭで、このようなキャッチコピーが使われるのを目にしませんか？

そうしたキャッチコピーを見て、「ヨーグルトや乳酸菌飲料が健康にいい、とはいわれているけれど、腸内環境の改善と、睡眠の質の向上やストレス緩和とは、ちょっと話が違うのでは？」「『風が吹けば桶屋《おけや》が儲《もう》かる』のような話を誇張しているのでは？」と感じた方もいるのではないでしょうか。
たしかに、ストレスを感じたり睡眠の質に関わったりするのは、おもに脳のはずですから、「なんで腸にいる菌が関係するの？」と不思議に思って当然です。

でも、本書を読んでいただければ、その疑いは晴れることでしょう。近年、「脳腸相関《のうちょうそうかん》」といって、「脳と腸は互いに影響し合っている」ことが実証されつつあるからです。**脳の状態が腸に影響を与えるだけでなく、腸の状態が脳を変える力を持つ。**そうした特徴から、腸は**「第二の脳」**ともいわれています。

特にここ数年は、腸内細菌が脳の働きに与える影響についての研究が進んでいます。例えば、2020年に報告された、国立長寿医療研究センターの佐治直樹氏らの研究によると、「腸内細菌が代謝の過程で生み出す乳酸が多い人では、認知症リスクが低い」という相関関係が明らかになっています。[※1]

また、同じ研究グループの別の報告では、認知症の人と認知症でない人の腸内細菌を比較すると、認知症の人の腸内細菌には、種類が明らかにされていない不明の菌が増えていることもわかりました。[※2]

腸の研究が進んだのはこの10年、20年の話で、脳腸相関についても明らかになっていないことが多いのが現状です。ただ、「過度の緊張や不安から、お腹が痛くなると同時にグルグルッと便意をもよおした」という経験は誰にでもあると思います。これはまさに脳腸相関を表す現象で、脳で感じたストレスが腸に伝わるために起きています。

逆に、お腹の調子が悪いと、物事に集中しづらくなりますよね。これは「いつ便意をもよおすかわからなくて落ち着かない」ということもありますが、腸が抱える不調が脳に影響を与えるために、そうなっているわけです。

この脳腸相関は、おそらく研究の進展以上に、日常生活で実感されていることではないでしょうか。実際、古くから私たちは、「腹言葉《はら》」という形で脳と腸の関係性を認識してきました。

例えば、激しい怒りを抑えきれない状態を表す「腸《はらわた》が煮えくり返る」、非常に苦しくて悲しい気持ちを表す「断腸の思い」、納得がいくという意味の「腑《ふ》に落ちる（腸は五臓六腑の六腑の一つ)」など。**感情や思考と腸が密接である**ことがわかります。
また、「直感」は英語で「Gut《ガット》 Feeling《フィーリング》」といいますが、「Gut」の意味は「腸」。「ガッツを出せ」のガッツ（Guts）も同様で、内臓＝体の奥にある底力といった意味です。**日本語だけではなく英語でも、感情や行動を表す言葉に「腸」が使われている**のです。

私たち人間は人種を問わず、感情や行動を司《つかさど》る脳が腸とつながっていることを、感覚的に知っているからではないか、と想像せずにはいられません。

◇「腸活＝便秘対策、快便、善玉菌を増やす」の先に待つ「これからの腸活」

脳腸相関という新たなトピックが注目される一方で、腸活というと、「イコール便秘対策」というイメージも根強いと思います。ずっと、腸に関する健康法といえば便秘対策が中心でした。

情報番組や健康誌で取り上げられていた方法には、「毎朝バナナを食べると〝出〟

がよくなる」「主食を玄米に変えると快便になる」「ゴボウなどの食物繊維が豊富な野菜を食べると〝詰まり〟にくい」といったものがありました。

快便であることはたしかに大事ですし、こうした方法の多くには効果が期待できます。しかし、こうした**便秘対策だらけの「腸活」像が、あたかも「腸は便を排泄《はいせつ》するため（だけ）の臓器」という印象をつくってしまっているのではないか**と感じています。

そうした「便秘対策の腸活」から1歩進んだ考え方が、「腸内環境の改善」「腸内環境の正常化」による様々な健康効果の増進でした。ここでのポイントは「善玉菌」を増やして「悪玉菌」を減らすこと。この考え方を通して、「善玉菌」の代表である乳酸菌やビフィズス菌（*Bifidobacterium*）の名前も浸透しました。しかし、様々な研究が進む今、アップデートが必要です。

なぜなら、これまで「悪玉菌」とされてきた菌の中にも、実は一部でいい働きをしている菌もいることが明らかになってきたから。そして、ある腸内では「悪玉」とされている菌が別の菌の存在によって何の〝悪さ〟をしないこともあるからです。

まるで思春期の青少年が、悪いグループの中にいると悪ぶっていて近寄りがたいのに、一対一で話したら意外に素直ないい子だった、というかのごとし。**腸内は、「善玉菌VS.悪玉菌」といった単純な世界ではありません。**

さらに花粉症の増加にともなって**「免疫」**に注目が集まると、腸に免疫細胞が多く集まっていることから、腸の重要性が再認識されました。**「花粉症にはヨーグルトを食べて腸の免疫力を整えるといい」**ということを見聞きした人は多いでしょう。腸と密接に関わっている「免疫」については本書でも重要なテーマの一つです。

◇外の世界のものを「体内に入れるか、入れないか」の総合窓口としての腸

私たちが口から入れた食べ物は、食道を通って胃で消化され、さらに腸でも分解され、栄養として吸収できる形になります。

口から入れたものを「吸収」するのは、腸の役割。腸で栄養が吸収され、様々な組織や器官に送られます。

このように、**腸は口から入れた食べ物が吸収される「体への入り口」**となっています。しかし、実はそこには食べ物だけではなく、外から入ってきたウイルスや病原細菌、ホコリ、アレルゲンなどの有害な異物（抗原）も混入しています。

そうした「体に吸収すべきもの（食品や栄養）」と「吸収せずに排出すべきもの・危険なもの（病原体やアレルゲンなど）」がごちゃまぜになっている腸の中で、正しく仕分けを行ない、さらに後者が悪さをしたり、侵入したりしないように防御しているのが腸の免疫です。

今では、「免疫力を高める」などと聞くと「腸」という特定の器官を思い浮かべる方もかなり多くなったのではないかと思いますが、**「体の番人」としての腸に体全体の半分以上の免疫細胞が集中している**のは、つねに〝外敵〟の脅威にさらされている部位だからでしょう。

実際に、腸管の内側を観察してみると、異物を抗体で排除したり、食べて処理したりするなど、様々な役割を持つ免疫細胞が存在します。腸は人体最大の免疫器官で、「免疫臓器」ともいえるのです。

花粉症などのアレルギー、風邪《かぜ》やインフルエンザの流行によって、腸が免疫の要《かなめ》であることを知った人もいると思います。**「腸活=免疫力アップ」がもはや一般常識化した**といっても過言ではないかもしれません。

実際、腸にアプローチして「免疫力を高める」乳酸菌が注目され、商品化もされてきました。その流れは、今後もしばらく続くことが予測できます。

2 本当はすごい腸内細菌

◇食物繊維で便秘になる人の腸内・便秘が解消する人の腸内

「体にいい」といわれるものを食べた人全員が、体調がよくなったと感じるとは限りません。これといった変化を感じない人もいれば、かえって調子が悪くなる人もいるでしょう。

そうした効果の違いが生まれる原因はいくつかありますが、特に腸を介して働くものに関しては、その理由の一つとして、**「腸内細菌が人それぞれ違うこと」が挙げられます。**つまり、その食べ物を好物にする腸内細菌が多い人ほど「いい効果」を感じやすく、逆に好物にする菌が少ないと効果を感じにくい可能性があります。「体にいい」といわれるものを食べたのにかえって調子が悪くなる人は、それを好物にする菌がいなかったり、不活性な状態だったり、さらには、何か体にとってよくない形に変化させたりする菌がいる可能性があるということです。

例えば便秘対策としてよく、「食物繊維をとるといい」といわれますよね。それは、食物繊維が胃で消化されずに腸まで届く栄養素で、スムーズなお通じを促すからです。ところが、食物繊維をとるとかえって〝詰まって〟便秘が悪化する人がいます。なぜそうなるかというと、腸の中の食物繊維を分解できる糖化菌が、不活性な状態になっているか、もしくは菌そのものの数が少ないからです。

糖化菌が不活性な状態または少ないと、食物繊維は分解されずに溜《た》まる一方になって、腸を詰まらせてしまうのです。

そんな苦しい便秘を解消するために下剤を飲む人もいますが、下剤は便だけでなく、**体にとって必要な栄養も、腸内細菌のエサになるものも、すべて排出してしまいます。結果的に、腸内環境を悪化させる可能性が高い**ので、日常的に飲むことはお勧めしません。

医師に処方されたときなどの緊急事態以外は飲まないで、中長期的に食生活で改善するのがベストです。

◇薬の「効きやすさ」も、腸内細菌が決めている？

便秘になりやすい・なりにくいということ以外にも、**服用する薬の効きやすさ・効きにくさにも腸内細菌が関わっている**ことがわかってきました。

新しく誕生した「ファーマコマイクロバイオミクス」という分野で、よく例に挙げられるのが**漢方薬**です。

「漢方薬は、人によって効く・効かないの差が大きい」と聞いたことがありませんか？　漢方薬は、腸内細菌の働きによって形が変わることで効果が得られるものが多くあります。つまり、**腸内細菌の違いによる影響で、その効果に人によって差が出る**と思われるのです。

漢方薬以外の薬ももちろん、腸内細菌の影響を受けることがわかってきており、「レボドパ」という薬もその一例です。この薬は、パーキンソン病の進行を遅らせるために古くから使われていますが、「最初から効かない人」や「徐々に効かなくなる人」がいることが知られていました。

これまで、こういった効果が違いは「個人差」という表現で片付けられていましたが、実は腸内細菌が関わっていることがわかったのです。2019年に権威のある学術雑誌『サイエンス』に発表された報告によると、ある腸内細菌が薬を食べて分解していました。[※3] つまり、**薬が腸で吸収される前に、腸内細菌がバクバク食べて分解してしまって、望む効果を得られない**というわけです。その腸内細菌による分解を止める薬を一緒に飲むと、レボドパの有効性や安全性を高めることができる可能性が報告されています。

こうしたことから、将来的には「お薬手帳」に腸内細菌の情報を掲載して、薬の処方をサポートしよう、という話も出始めています。腸内細菌の働きは、これほど注目されているのです。

◇誰もが変えたい「あの体質」も、実は菌のせいかもしれない

「薬が効く・効かない」以外にも、腸内細菌が関係している体質の違いは多くあります。その具体例こそが、「はじめに」でも紹介した、以下のリストなのです。

- 同じ食事でも、太りにくい人・太りやすい人
- 同じ食品でも、アレルギーにならない人・なる人
- 同じスキンケアでも、肌の調子が整う人・肌荒れする人
- 同じ睡眠時間でも、疲れが取れやすい人・取れにくい人
- 同じ室温でも、体が冷えにくい人・冷えやすい人
- 同じ生活パターンでも、ストレスを感じにくい人・感じやすい人

これらについて、多くの人が「体質の問題だから、どうしようもない」と思っていたかもしれません。しかし、運動習慣や食事などの環境要因も無関係ではありませんが、腸内細菌の違いが関与することも多い。言い換えれば、**腸内細菌を味方につける**

ことで、私たちの望む方向に変えていける可能性があるのです。

◇最初の姿・形を決める遺伝子、その後の変化を決める腸内細菌

私たちの顔や体格といった外見的な特徴の多くは、遺伝子によって決まり、それらは自力で大きく変えることはできません。同じ遺伝子を持つ一卵性の双子の外見が、そっくりになることを考えると、納得されるのではないでしょうか。

ただ、前述のように、**双子でも体質や身体能力が同じとは限りません。それは腸内細菌の状態や生活環境で体の状態が変わるから**です。

食の好みや居住地域の違いなどで食習慣が異なると、腸内細菌の状態は変わり、太りやすさやアレルギーの有無、風邪を引きやすいかどうか、身体能力などにも違いが出てきます。生まれたときは同じでも、その後の食習慣によっては、別の人のようにもなり得るでしょう。

生まれた直後の身体的な特徴の多くは、遺伝子によって決められているということ

はまちがいありません。しかし、**多くの方が考えている以上に、その後の身体的な特徴の変化は腸内細菌の影響を強く受けています。**

実は私たちが体質だと思っていたことには、**「腸内細菌によって変えることができる要素」は意外に多い**のです。

これに関連して、研究者の間では有名な話を紹介しましょう。

研究の中では、「ある栄養素がどんな作用を及ぼすのか」を、マウスを用いた実験で確かめることがあります。遺伝的背景がまったく同じマウスを複数匹集め、異なるエサを与えたマウスでどんな差が出るのかを見るのです。

このとき、研究者の異動などで研究場所を変えると結果がまったく異なってしまうことは、実はそれほど珍しくありません。エサからある栄養素を抜いたときに、東京のマウスは変わらず元気でピンピンしていたのに対し、大阪のマウスはヘロヘロになって動けない状態になってしまうようなケースです。その原因も、やはり腸内細菌の違いにありました。

この、マウスの飼育場所による腸内細菌の違いは、研究者の間で話題にもなりましたが、同時に問題としてもとらえられることがあり、いっときは、「マウスの腸内細菌を統一すべきだ」という議論も出るほどでした。ただし、この議論は、「いったいどこのどのマウスを基準にするのか」というところで止まってしまいました。

逆にこうした情報をもとにして、結果が異なるマウスの腸内について調べ、病気や生体機能に影響を与える菌を見つける研究も進んでいます。

◇運動能力を高める「腸内細菌」が明らかに

運動をすると、お通じがよくなることを実感される方も多いと思います。運動という外部刺激で腸の動きが活発になるだけでなく、運動することで腸内細菌も変わることがわかってきています。

一方で、**運動能力を高める菌の存在**も明らかになってきました。

2019年のアメリカ・ハーバード大学研究チームの報告によると、ボストンマラソンに参加したランナーを対象に、大会の開催日を挟んで2週間ほぼ毎日、便を採取して調べた結果、成績が優秀だったランナーではベイロネラ菌（*Veillonella*）という腸内細菌が増えていることがわかったのです。※4

この研究ではさらに、培養したベイロネラ菌をマウスに投与して、運動能力がどのように変化するか、あるいは変化しないのかが確かめられました。ランニングマシンを用いた走行実験の結果、ベイオロラ菌を投与されたマウスは、投与されていないマウスよりも長く走り続け、持久力が有意に上がりました。

この実験から明らかになったのは、運動能力の高い人の腸内にはベイロネラ菌が多いということだけでなく、ベイロネラ菌を与えられることで、高い運動能力が得られるということです。**腸内に、たった1種類の菌が増えただけで、運動能力に変化が起こる。**すごいことだと思いませんか。

ちなみにベイロネラ菌は、走れば走るほど体内に蓄積される乳酸をおもなエサにして、短鎖脂肪酸（48ページ）のプロピオン酸を生み出す働きをします。言い換えると、ベイロネラ菌は乳酸を効率よくプロピオン酸に代謝して、腸の活動エネルギー源として利用しているということです。さらにプロピオン酸には、体内の老廃物を処理し有害物質を解毒する肝臓の働きを促す作用もあります。

運動によって体内に蓄積される乳酸から、体内の老廃物や有害物質の処理能力を高めてくれるプロピオン酸を生み出す。この好循環で体は疲れにくくなり、運動能力が高まったと考えられます。

今後、研究が進めば、腸内細菌が私たちに与える影響はさらに明らかになっていくことでしょう。腸内細菌を整えることを通じて、体質ばかりでなく、運動能力までも変化させていくことができる日も、そう遠くないかもしれません。

3 研究の最前線「ポストバイオティクス」

◇人体を構成する細胞数よりも圧倒的に多い「腸内細菌」の神秘

腸内にどんな細菌がどのくらいいるのかは人によってまちまちですが、国ごとに、ある程度の傾向があることもわかっています。

例えば日本人の腸内細菌の特徴として、ビフィズス菌が多いことが挙げられ、平均すると腸内細菌の約15％を占めるといわれています。しかし、個人ごとのビフィズス菌の量を見てみると、腸内細菌の半分以上がビフィズス菌という多い人もいれば、ほぼゼロという人もいます。つまり、ビフィズス菌だけ見ても、人種の違いだけでなく、同じ日本人でも大きな個人差があるのです。

ヒトの腸内に生息する菌の数は、100兆個に及ぶといわれます。人体を構成する細胞数が30～50兆個なので、**腸内細菌のほうが圧倒的に多い**ことになります。

腸内細菌の種類は多い人で約2000種類、平均すると700～800種類です。一口にビフィズス菌や乳酸菌といっても、膨大な数の菌株が存在して、その数は研究が進むにつれて増えています。

乳酸菌飲料やヨーグルトなどの商品名で、菌の名前のあとに「○○株」や、アルファベットと数字が続くものがありますよね。あれが「菌株」の名称を示しています。

菌は棒状や球状、枝分かれ状など形状も様々ですが、機能もバラバラです。これら異なる働きをする菌が集団を形成して腸内に棲むことで、あたかも一つの生命体のようになっていることから、「腸内細菌叢《そう》」や「マイクロバイオーム」といわれます。また、菌が集団を成す形状がお花畑（フローラ）のように見えることから、「腸内フローラ」という名称もついています。

◇健康のカギとしての「腸内細菌がつくる代謝産物＝ポストバイオティクス」

ここまで何度か、腸内細菌が生み出してくれている「代謝産物」の話をしてきました。この腸内細菌が生み出す代謝産物は**「ポストバイオティクス」**と呼ばれ、**これからの健康や体質を考える上で欠かせないキーワード**になります。ポストバイオティクスが、研究者などの専門家の間で注目されだしたのは、5、6年前からだと記憶しています。

最初に使われた「○○ティクス」という言葉は、「プロバイオティクス」です。イギリスの微生物学者フラーによる「腸内細菌叢のバランスを改善することにより、人に有益な作用をもたらす生きた微生物」という定義が広く受け入れられています。[※5] こうした微生物が、いわゆる〝有用菌〟のことで、様々な発酵食品に含まれる乳酸菌やビフィズス菌、納豆菌（*Bacillus subtilis var. natto*、糖化菌の一種）、酢酸菌《さくさんきん》（*Aceto-*

bacteraceae)、酪酸菌《らくさんきん》（*Clostridium butyricum*）などを指します。**「いい働き」をしてくれる菌を体内に入れましょう、**というわけです。

次に知られるようになったのは、「プレバイオティクス」。有用菌を増やすエサのことで、おもに食物繊維やオリゴ糖を指します。**「いい働き」をしてくれる菌の働きを加速するためのエサをとりましょう、**ということになります。

「プロバイオティクス（有用菌）とプレバイオティクス（そのエサ）を組み合わせて両方とると、もっと効果が出るよね」という考えを「シンバイオティクス」といいます。シンバイオティクスの「シン」は、相乗効果を意味する「シナジー」からきているようです。

さらに研究が進み、今、注目ワードになりつつあるのが「ポストバイオティクス」です。ポストバイオティクスとは、**食品成分を材料に腸内細菌がつくり出す、健康に有用な代謝産物**のことです。

腸内細菌はその名の通り「腸にいるもの」です。その腸内細菌が、体の様々な部位やいろいろな体質などに影響を及ぼしているのは、菌が腸でつくり出したもの、つまり「ポストバイオティクス」が、腸から吸収されて、体じゅうで働いているから、ということにほかなりません。その働きが、人にとって非常に重要だということがわかってきたのです。

代表的なポストバイオティクスは、**「短鎖脂肪酸」**です。短鎖脂肪酸は有機酸の一種で、腸内細菌が食物繊維やオリゴ糖をエサにして生み出す成分です。私たちの体に有益に働く短鎖脂肪酸は、酪酸、酢酸、プロピオン酸の3つになります。

どれも、健康意識が高い人なら聞いたことがあると思いますが、ポストバイオティクス、つまり腸内細菌の働きによって生み出されているものとして認識している人は少ないのではないでしょうか。

短鎖脂肪酸の働きは多彩で、代表的なものは次の通りです。①～④は腸内環境に寄与する働きで、⑤～⑧は体内に吸収されて全身に寄与する働きです。

【短鎖脂肪酸のおもな働き】

腸内環境に寄与する働き

① 腸内を弱酸性に保ち、**有害な菌の発育を抑制**して、**有用菌の発育を促す**

② **腸の活動エネルギー**になって、ぜん動運動を促す

③ 腸が水やナトリウムを吸収する際のエネルギー源になる

④ 腸管の**バリア機能を強化**する　……など

全身に寄与する働き

⑤ **免疫の働き**を整える

⑥ **血糖値を一定に保つ**ホルモンのインスリンの分泌を調整する

⑦ 脂肪細胞の肥大化を抑制して、**肥満を予防**する

⑧ 炎症を抑制する物質をつくって、**生活習慣病などの予防と改善**をする　……など

知らないところで、こんなにも短鎖脂肪酸の〝恩恵〟にあずかっていたのか、という驚きを覚えませんか？　こんな重要な働きをしているポストバイオティクスは、短鎖脂肪酸以外にも、いろいろと見つかってきています。

◇「ストレス緩和」機能で知られるGABA《ギャバ》もポストバイオティクス

ストレス緩和、睡眠の質の改善といった機能を表示する食品やサプリメントに使われているγ《ガンマ》－アミノ酪酸（GABA《ギャバ》）。トマトや玄米といった食品にも含まれますが、ヒトの腸内細菌が生み出す**ポストバイオティクスの一つ**でもあります。

GABAは、私たちの脳の中でも合成されるアミノ酸の一種です。交感神経を抑制して心身を落ち着かせることで、ストレス緩和などのリラックス効果をもたらす可能性が明らかになっています。

脳内でもつくられる神経伝達物質として知られているため、ポストバイオティクスであるというのは意外かもしれませんが、腸内でも乳酸菌やビフィズス菌がＧＡＢＡを生み出します。前述した脳腸相関を踏まえると、腸内細菌が生み出したものが脳内に影響を与えても、不思議はありません。

ポストバイオティクスによる恩恵はほかにもあって、詳しくは5章や7章で紹介します。ここでは、**腸内細菌がつくり出すポストバイオティクスが、私たちの体質や健康に影響を与える重要なものだ**ということをおさえておいてください。

4 菌は腸内で「助け合って」生きている

◇腸の中の「菌のリレー」

腸内細菌は食物繊維をエサにして、私たちの体にとって有益な短鎖脂肪酸を生み出してくれます。こういうと、一つの菌が食物繊維をエサにして短鎖脂肪酸に代謝する一つの工程をイメージするかもしれませんが、実はこの反応には複数の菌が必要です。**菌の多くは単独ではなく、分業制で働いている**のです。

短鎖脂肪酸をつくり出すため様子をイメージしたものが、次のページの図です。

【腸内で起こる「菌のリレー」】

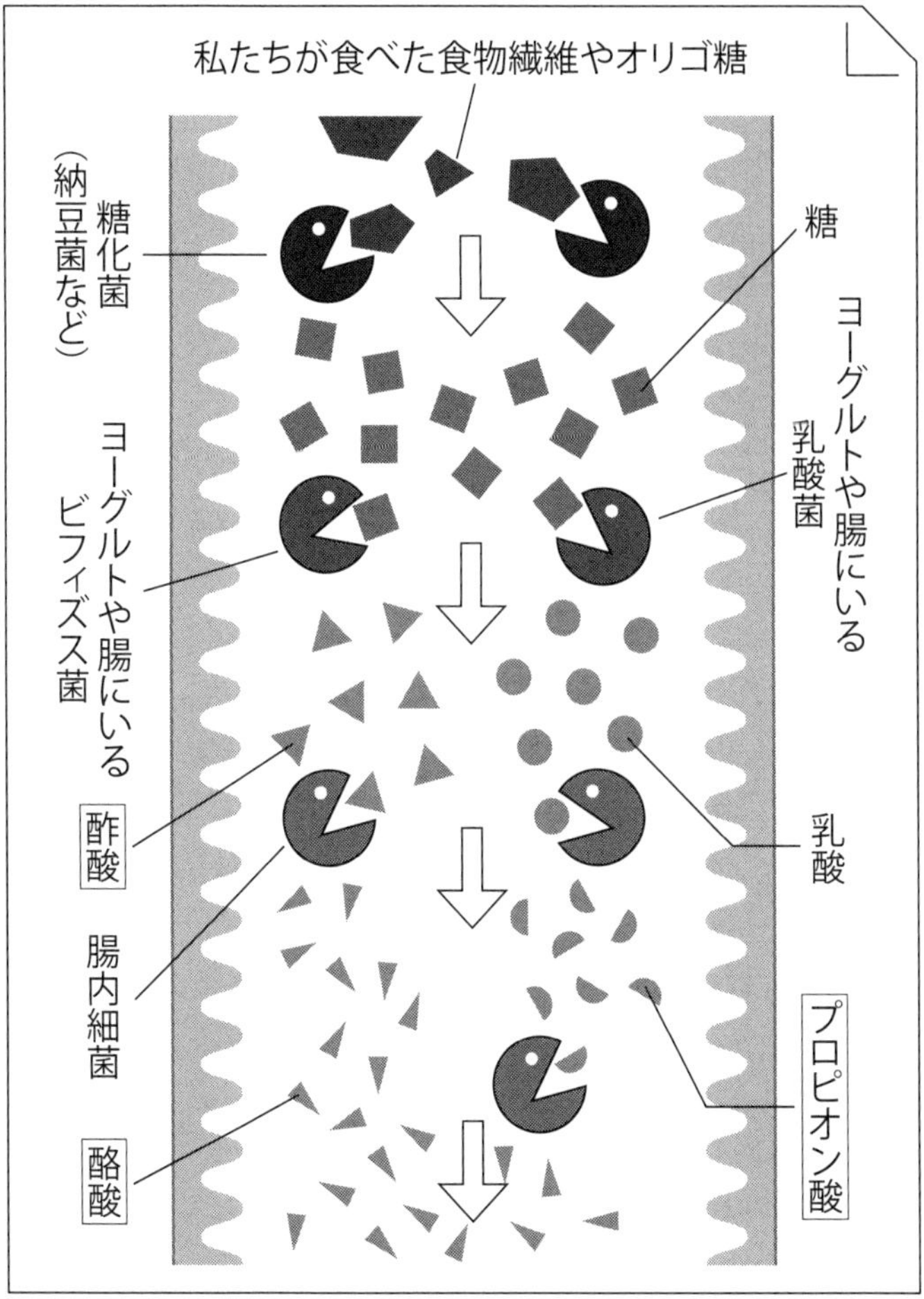

私たちが食べた食物繊維は、分解されずに腸に送られます。そこで食物繊維を分解するためにまず働くのが、食物繊維が好物で、食物繊維を材料にして糖をつくり出す糖化菌です。

その糖化菌がいない、もしくは不活性な状態だと、食物繊維が糖に分解される効率が低下します。便秘改善を期待して食物繊維が豊富な食事をしても、便秘がひどくなる方がおられますが、その原因の一つには、糖化菌の働き不足による食物繊維の分解不足があると考えられます。

さて、食物繊維が分解されてつくり出された糖を材料に、乳酸菌は乳酸を、ビフィズス菌は乳酸と短鎖脂肪酸の酢酸を生み出します。そして、別の菌の働きによって、乳酸や酢酸から短鎖脂肪酸のプロピオン酸や酪酸が生み出されます。

いわば、**菌たちは「リレー」のようにして少しずつ食物繊維の形を変えながら、最終的に短鎖脂肪酸を生み出している**わけです。

なお、リレーの一番手・糖化菌の働き不足で食物繊維の分解不足が起こるということは、同時に、二番手以降の乳酸菌やビフィズス菌が働きにくくなることを意味します。なぜなら、乳酸菌やビフィズス菌の多くは食物繊維の分解が苦手で、糖化菌が食物繊維を分解することでつくられる糖をエサにするからです。

食物繊維をとるとかえって便秘が悪化するという人も、せっかく乳酸菌やビフィズス菌をとったのに嬉しい効果を感じられないという人も、リレーの一番手にいるべき糖化菌や二番目に働くビフィズス菌や乳酸菌が少ないか働いていない可能性が疑われます。つまり、**菌によるリレーが成立していない**わけです。

スムーズにリレーが行なわれるように、納豆などから糖化菌をとるか糖化菌が入った整腸剤を飲み、乳酸菌やビフィズス菌が入ったヨーグルトを食べるといいでしょう。

このような話を聞くと、「乳酸菌やビフィズス菌は糖をエサにするなら、わざわざ食物繊維や難消化性オリゴ糖をとらなくても、糖を含むものを食べればいいのでは?」と思いますよね。しかし残念ながら、**口から入れた糖はほとんどが小腸から吸収されて、ここで紹介したリレーの現場であり多くの腸内細菌がいる大腸には届きません。**

逆に、食物繊維は大腸まで届きますが、私たちは分解することができないので、糖に分解してくれる糖化菌が必要になるのです。

また、短鎖脂肪酸の酢酸はお酢の成分ですが、これも同じように、お酢として摂取した酢酸は小腸で吸収されるため、大腸で短鎖脂肪酸を増やす効果は低くなります。だから、腸内で食物繊維から短鎖脂肪酸が生み出されるように、腸内細菌がうまく「リレー」をつなぐことが必要です。

◇ビタミンをつくる菌、ビタミンをつかう菌

ビタミンは、私たちの体の代謝に必要な微量栄養素ですが、日光を浴びることで合成できるビタミンDや、必須アミノ酸の一つトリプトファンから合成できるナイアシン（ビタミンB_3）などを除き、基本的に体内で生成することができません。だから食事やサプリメントでとる必要があるのですが、**腸内には、ビタミンを生成できる菌がいます。**

現在、菌によって生成できることが確認されているのは8種のビタミンB群、すな

わちビタミンB_1、ビタミンB_2、ナイアシン、パントテン酸、ビタミンB_6、ビオチン、ビタミンB_9（葉酸）、ビタミンB_{12}と、脂溶性ビタミンのビタミンKの計9種類です※6（このうち、体内で生成できるのはナイアシンのみです）。

これらの腸内でつくられるビタミンは、私たちの体内に吸収されるだけではなく、腸内細菌自身も利用します。例えば、ビタミンB_1は豚肉やうなぎなどに多く含まれていて、私たちの体内で糖をエネルギーに変える「糖代謝」を助ける役割を担っていますが、同様に、腸内で行なわれる食物繊維からの「糖代謝」にも関わっています。

さらに、腸内細菌の中には、自分でビタミンをつくることはせず、まわりの腸内細菌がつくったビタミンや私たちが食事からとったビタミンを使うだけの菌もいて、どちらの菌が多いかは人それぞれです。

ビタミンB_1を使うばかりの菌が多ければ、食事などからビタミンB_1を摂取してもビタミンB_1不足の状態に陥り、私たち自身だけでなく、腸内細菌も十分に働くことができなくなります。逆に、ビタミンB_1を生成する菌がいても、食生活が乱れて口から摂取する分が減れば、腸内での需給のバランスが崩れて腸の働きも悪くなってしまいます。

ビタミンB_1は現代人に不足しがちだといわれている栄養素ですので、日ごろから摂取を心がけることをお勧めします。

腸内細菌によって生成されるそれぞれのビタミンが、どのくらい体内に取り込まれて、健康に寄与しているのかは完全に明らかにはなっていません。ただ、われわれの研究から、腸内細菌とビタミンの関係性、さらには健康における重要性が少しずつわかってきました。

マウスを用いた実験のレベルですが、同じ遺伝子を持つが腸内細菌叢が異なる2種類のマウスを使って、ビタミンB_9（葉酸）についての実験をしたときのことです。

どちらのマウスにも、ビタミンB_9を抜いたエサを与えたところ、一方のマウスは元気でピンピンしたままなのに、他方のマウスは衰弱してヘロヘロになってしまいました。その原因は、**前者にはビタミンB_9を生成できる腸内細菌がいて、後者にはいなかった**ためでした。

飼育環境がコントロールされているマウスでもこのようなことが起こるので、多種多様な生活をしているヒトの腸内でも同じようなことが起こっていてもまったく不思議ではありません。

◇「ウンチ」の移植で肥満やアレルギー、難病は治せる⁉

腸内細菌がチームで様々な役割を果たしている以上、食生活で腸内を健康な状態に整えるには、それなりに時間がかかります。

しかし病気の場合、そのような悠長なことはいっていられません。病気を治すために腸内環境の改善が必要な場合には、**「糞便微生物移植《ふんべんびせいぶついしょく》」**という方法がとられます。

糞便微生物移植とは、病気の原因が腸内細菌の乱れにあるという考えから、健康なドナーから提供された糞便に存在する腸内微生物を患者さんの腸内に移植して、腸内細菌叢を変化させることで病気を治そうとするものです。

古くから、世界各地で行なわれてきた記録が残っていますが、科学が進んだ現在において、糞便微生物移植が改めて脚光を浴びるようになったのは、2013年に、オランダで難治性腸炎（再発性クロストリジウム・ディフィシル感染症）に対する画期的な治療効果が報告されたことによります。[※7]

その後、日本を含む多くの国で、いろいろな病気に対して糞便微生物移植が試されています。例えば2017年には中国で、アレルギー性腸炎の小児19人に糞便微生物移植が実施され、病状の緩和と腸内細菌叢の明確な変化が報告されています。[※8]

腸に起きる消化管疾患以外にも、肥満や2型糖尿病・アルコール性肝炎・うつ病・パーキンソン病・自閉症など、様々な疾患に対して臨床試験が行なわれていて、一部の試験では有用性が認められています。

さらに、2022年11月には、オーストラリアの医薬品管理局（Therapeutic Goods Administration）が、クロストリジウム・ディフィシル感染症に対する治療法として糞便移植を承認しました。日本でも近い将来、いくつかの病気に対する治療法の一つとして、糞便微生物移植を選べる日がくるかもしれません。

5 腸内細菌のダイバーシティ戦略

◇「ダイバーシティ」のある腸内は強い

「理想的な腸内環境は?」と聞かれて、端的に答えるとしたら、**「できるだけ多くの種類の腸内細菌がバランスよく存在する状態」**といえるでしょう。

なぜなら、たくさんの種類の菌がいることで、生み出される代謝産物も多様になって、得られる健康効果も増えるからです。つまり数だけではなくて、腸内細菌もダイバーシティ、すなわち多様性が大事なのです。

◇「多種多様な細菌が腸にいる」とはどういうことか

たった一つの「人間（ヒト）」という生命体の中に、700〜800種類、100兆個もの別の生命体がいる。そもそも、不思議なことだと思いませんか。

ここまで菌の種類と数が増えたのは、ヒトがこれまで、いろいろな環境に住み、いろいろなものを食べてきたことによると考えられます。

昔のヒトは自給自足の生活を送っていて、自分たちで育てたものや、漁などで捕獲したものを腐る前に食べるのが基本でした。選り好みをする余裕はなく、一度に食べきれないものは発酵食品にして保存しました。そうした暮らしの中では、ときに摂取できる栄養素が偏ることもあれば、エネルギーが不足してしまうこともあったでしょう。腸内に様々な種類の細菌を棲まわせることで、そうした不安定さをカバーすることができたのではないか。この腸内細菌の豊かさこそが、種としての生存戦略なのではないか。そう想像せずにはいられません。

一方で、食べたいものがいつでも手軽に手に入る現代生活では、季節に関係なく、好きなものばかり食べてしまいがちです。それが栄養バランスの偏りを生み、腸内細菌の偏りにもつながります。つまり、みなさんが**よく食べるものを好物としている菌は活性化し増えますが、それ以外の菌は減ってしまい、結果として腸内細菌の多様性が低下してしまいます。**

こうした事実は、2014年に『ネイチャーコミュニケーションズ』という学術雑誌に掲載された、アフリカ・タンザニアの北部に暮らすハッザ狩猟採集民の便と、イタリア・ボローニャ出身の都市型生活を送る成人の便を比較した研究が示しています。その研究では、両者の腸内細菌はかなり違っており、特に狩猟採集民の腸内細菌は種類が膨大だった、と報告されました。[※9]

狩猟採集民が口にするのは、そのとき捕らえられた獲物の肉をはじめ、木々になっている果物や葉などです。つねに手に入るわけでも長期間の保存ができるわけでもないので、とれたらすぐ、余すところなく食べきるのが基本でしょう。肉は丸ごと調理して、葉はそのまま、果物も皮が軟らかいものなら皮ごと食べる、と。そうしてより多くの栄養をとって自身のエネルギーにし、同時に腸内細菌は多様なエサを得て多様化したと考えられます。

一方、都市部に住んでいる人の食生活は、私たちと同様にスーパーなどで売られているものに依存していて、肉・魚・乳製品・パスタ・パン・オリーブオイル・野菜・果物などで、食物繊維は不溶性と水溶性（66ページ）ともに非常に少なかった、と論文に記されています。**いろいろなものを食べているつもりでも、食品の種類が限られてしまうのは、都市型の食生活の落とし穴**といえるかもしれません。

だからといって、昔のような生活に戻ったほうがいい、という非現実的なことをいいたいわけではありませんし、私たちが彼らのような狩猟採集生活を送ることは不可能です。しかし、そんな都市型の食生活が腸内細菌に悪影響を与え、結果として極度の肥満や体調不良、病気につながっているとしたら、このまま放置することはできませんね。

腸内細菌は人間のためにいるわけではありません。私たちがエサを提供しているから、その細菌は私たちの腸内にいる。その細菌の力を借りて、私たちは健やかに暮らしていける。**そんな良好な共生関係を維持していくためには、ときには腸内細菌を喜ばせる食事をとる**ことも必要なのではないでしょうか。

◇腸内細菌のエサは「ヒトには消化できないもの」

先ほど紹介したポストバイオティクスの代表である「短鎖脂肪酸」ですが、短鎖脂肪酸を生み出すために菌がエサとするのは、食物繊維とオリゴ糖でした。

食物繊維は炭水化物から糖質を除いたもので、「ヒトの消化酵素で分解されない食べ物の総体」と定義され[※10]、胃や小腸で消化されずに大腸まで届きます。

糖質・脂質・たんぱく質の三大栄養素のように直接的に体のエネルギー源や構成材料にはならないため、「食べ物の残りカス」のようなひどい呼ばれ方をしていたこともあります。しかし最近では、腸内細菌のエネルギー源になって、多くの健康効果をもたらしてくれることから、五大栄養素（三大栄養素＋ビタミン＋ミネラル）に加えるべき「第六の栄養素」とも呼ばれる重要な食品成分の一つとなっています。

食物繊維には、大きく分けて2種類があります。水に溶けにくい不溶性食物繊維と、水に溶けやすい水溶性食物繊維です。

不溶性食物繊維は水分を含むと膨らんで便のカサを増したり、腸を刺激してぜん動運動を促したりします。食物繊維が豊富な食材の多くは不溶性と水溶性の両方を含みますが、不溶性食物繊維は**大豆や小豆などの豆類、切り干し大根、モロヘイヤなどの野菜、シイタケやエノキタケといったキノコ類などに広く含まれます。**

水溶性は水に溶けるとゼリー状になり、栄養素の吸収速度を緩やかにして食後の血糖値の上昇を抑えます。この水溶性の食物繊維の多くが、腸内細菌のエサになります。難点は、不溶性食物繊維と違い、多く含む日常使いの食品があまりないことです。**オートミールの原料であるオーツ麦（えんばく）、大麦（押し麦）、納豆**などに含まれるほか、文部科学省『日本食品標準成分表2020年版（八訂）』で採用された新しい食物繊維計測法（ＡＯＡＣ法）で、全穀（全粒）小麦などにも多いことがわかりました。

なお、昆布やワカメなどの海藻類も食物繊維を豊富に含む食品です。しかしその特有のネバネバした性質から、前述の『日本食品標準成分表2020年版（八訂）』ではは水溶性・不溶性の区別はされていません。

食物繊維と並び、腸内細菌のエサになるオリゴ糖は、数種類ある糖質のうち、最小単位の単糖が2〜10個（一般的には3個以上）結びついたもので、「小糖類」とも呼ばれます。※11 胃や小腸で消化される「消化性」と、消化されずに大腸まで届く「難消化性」の2種類があって、腸内細菌のエサになるのは難消化性のほうです。

代表的な難消化性オリゴ糖は、次の通りです。

- **フラクトオリゴ糖：タマネギ、ゴボウ、バナナなどに含まれる**
- **大豆オリゴ糖：大豆そのものや豆腐・豆乳など、大豆を用いた食品に含まれる**
- **ガラクトオリゴ糖：牛乳、母乳に含まれる**

また、**加熱して冷えたあとの穀類や、豆類、イモ類**に含まれる難消化性でんぷん（レジスタントスターチ）も、胃や小腸で消化されず大腸まで届き、腸内細菌のエサになります。難消化性オリゴ糖も難消化性でんぷんも食物繊維と同じ働きをすることから、本書では以後、この二つも食物繊維に含めて話を進めます。

このように、腸内細菌はヒトが食べたものを自分のエサにする代わりに、**ヒトは自分の力では消化の難しいものを腸の菌に代謝させ、ヒトに役立つ形に変えて活用しているの**です。

腸内細菌が好む食物繊維を豊富に含む食材を紹介しましたが、日ごろよく食べているものはありましたか？　もし「最近食べてないな」と感じておられるようでしたら、この機会にぜひ食べてください。

◇腸内細菌の種類を100種以上増やした「ある穀物」

腸内環境をよくするために重要な食物繊維ですが、現代人は不足しがちです。そこで、われわれの研究所は、兵庫県加東市と神戸の企業と共同で、食物繊維が豊富なもち麦を2カ月間食べてもらう試験を行ない、その結果、腸内細菌が平均で約100種類増えることがわかりました。[※12]

２０２０年10月から2カ月間、同市職員男女30人の計60人に、蒸したもち麦を茶わん１杯分（70ｇ）毎朝食べてもらいました。調査前に調べた職員の腸内細菌の種類の平均は約７７０で、われわれが収集している全国平均のデータと大差ありませんでした。それが調査後には、平均で約８８０種類に増加したのです。

さらに、１０００種類以上の腸内細菌を持つ多様性が比較的高い人は、全国平均の12％に対して、試験前の同市職員は３％と少ない傾向でした。しかし、試験後には17％に増え、１５００種類を超える人が４人もいらっしゃいました。

この結果は、腸内細菌がいかに食物繊維を好むか、ということを証明しているといえるでしょう。調査後、お通じがスムーズになって便の量が増え、排便後のスッキリ感が上がったと回答した人が増えたのも、菌が多様化したことで腸内環境が改善した結果だと思います。

また、間食が減る傾向もありました。腹持ちがよい食物繊維の摂取量が増えたことで、食べすぎの防止につながったと考えられます。

Column 1

自分の腸内細菌叢の状態をチェックするには？

「自分の腸内の状態の良し悪しを知りたい」と思ったとき、われわれのような研究所で分析しなくても、ざっくりと知ることができる方法があります。それは、「お通じ」を見ることです。

お通じの際、「今日はあまりいきまずに出たな」「硬くて出にくいな」「軟めだな」など感じると思います。また、水で流す前には、目で形状を確認しますよね。その「便の硬さと形状」で、腸内細菌叢の状態を、ある程度チェックできます。

指標として、病院や介護施設などで広く用いられている「ブリストルスケール」というものがあります。1997年にイギリスのブリストル王立診療所で開発された指標で、便の硬さと形状を7つのカテゴリーに分類しています。[※13]

Column 1

自分の腸内細菌叢の状態をチェックするには?

硬便	**1 コロコロ便** 硬くてコロコロした便。 ウサギの糞やナッツのような形状。	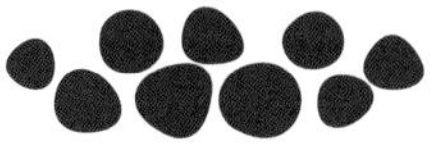
	2 硬い便 ソーセージのようではあるが、 硬く固まり、ゴツゴツしている。	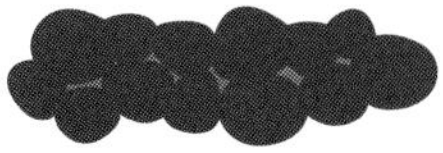
	3 やや硬い便 ソーセージやヘビのような 形だが、水分が少なく 表面がひび割れている。	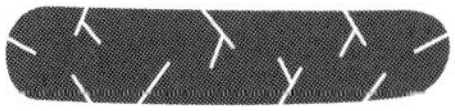
普通便	**4 普通便** 適度な水分があり、ソーセージや ヘビのように表面がなめらかで 軟らかい。	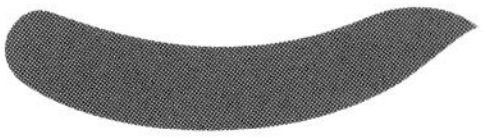
軟便	**5 やや軟らかい便** 水分が多いが、ある程度は 固形状になっている。	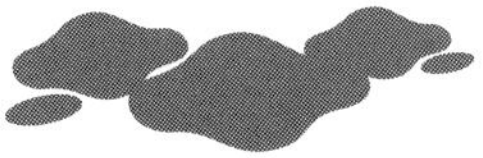
	6 軟らかい便 ふわふわした不定形の破片が 含まれる、どろどろした形状。	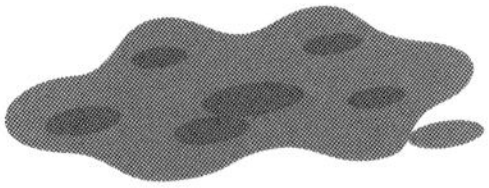
	7 水様便 水っぽく、固形物を含まない。	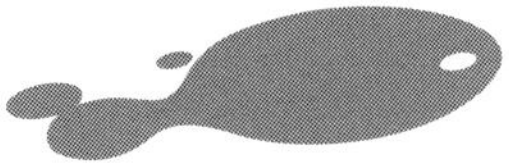

参照：Luke J D O'Donnell, et al., "Detection of pseudodiarrhoea by simple clinical assessment of intestinal transit rate" *BMJ*. 1990 Feb 17; 300(6722): 439-440

1～3が硬便、4が普通便、5～7が軟便に分類でき、腸内細菌叢が「いい状態」だと判断できるのは4の普通便です。普通便はバナナやソーセージのような形状で、水分が硬便のように少なすぎず、かといって軟便のように多すぎるわけでもない、適度な量を含んでいて、表面がなめらかな状態です。より細かいことをいうと、スルリと最後まで出きって残便感がないのが理想的でしょう。

排便の回数や頻度は、個人差があると思います。1日2回でも2日に1回でも、多少の差は問題ありません。ちなみに、毎日お通じがないと便秘だと思いがちですが、厚生労働省のe－ヘルスネットの「便秘と食習慣」によると、便秘は回数の問題だけではありません。同サイトに掲載されている便秘の判断基準は、73ページの表の通りです。※14

毎日お通じがあっても、ブリストルスケールの1のようなコロコロとした硬い便が続いていたら、腸内細菌叢がいい状態とはいえません。

【e-ヘルスネットによる「便秘症」の診断基準】

以下の6項目のうち、2項目以上を満たす。

- □ a 排便の4分の1超の頻度で、強くいきむ必要がある。
- □ b 排便の4分の1超の頻度で、兎《と》糞《ふん》状《じょう》便または硬便(ブリストルスケールでタイプ1か2)である。
- □ c 排便の4分の1超の頻度で、残便感を感じる。
- □ d 排便の4分の1超の頻度で、直腸肛門の閉塞感や排便困難感がある。
- □ e 排便の4分の1超の頻度で、用《よう》手《しゅ》的《てき》な(=手を使っての)排便介助が必要である(摘便・会《え》陰《いん》部《ぶ》圧迫など)。
- □ f 自発的な排便回数が、週に3回未満である。

「臭《にお》い」に関しては、最近は自動洗浄のトイレが増えたので、嗅《か》ぐ間がなくなってしまったでしょう。そのため、硬さや形状ほど気にしなくていいと思いますが、もし臭いが鼻について、おならでも同じような臭いが続くとしたら、食生活の見直しをお勧めします。なぜなら、その臭いの元になるものを食べ続けていて食生活が偏っている、すなわち、腸内細菌も偏って菌の多様性が崩れていると考えられるからです。

2章

腸はスペシャル、そしてちょっとおかしい

1 改めて「腸」とは〝ナニモノ〟か？

◇腸は全身の司令塔。知れば知るほど奥深い

1章では、なぜ今、腸とその中の細菌に注目が集まっているのか、腸内細菌が私たちにどんな影響を与えているのかについて、概況をお伝えしました。

これから、具体的な腸内細菌の役割や、その恩恵をさらに多く受けるための共生のコツに話を進めていくわけですが、その前にこの2章では、腸内細菌がいる「腸」そのものに注目してお話しします。

その性質を知ることで、

- なぜ腸と腸内細菌が、栄養素の吸収だけではなく、**糖尿病や動脈硬化・高血圧やがんなどの病気と深く関わっている**といえるのか
- どうして**太りやすさや痩せやすさ・疲れやすさ・アレルギー・体の冷えといった体質の決め手となる**のか
- 体質や体調に関わる様々な悩みを解消するために、**まず腸に働きかけたほうがいいのはなぜか**

さらには、

- **免疫力**を腸が司っているというのはどういうことか
- **「自分以外の生き物」である膨大な細菌と共生していけるのはなぜか**

などが見えてきます。腸は、知れば知るほど、担う役割の幅広さに驚かされるはずです。

こうした腸の基本的な性質や役割について、すでにある程度の理解がある場合や、いち早く具体的な働きかけ方について知りたい場合は、次の各章の案内を参考に、ご自身の興味のある章から読んでいただいてもかまいません。さっそく見ていきましょ

う。

◇広すぎる「腸の役割」

腸という臓器は、全身の中でどんな役割を果たしているか、知っていますか？　みなさんが知っている「栄養の吸収」や「便の排泄」はもちろん重要な機能の一つですが、本書の1章で多様な腸内細菌の世界の入り口を紹介したので、それだけではないよね、と感じている方も多いのではないでしょうか。

腸と腸内細菌の果たす役割や全身に及ぼす影響をまとめると、以下のようになります。

・消化・栄養の吸収・不要なものの排出

腸は、消化管といわれているように、一番の機能は食べたものの消化と吸収、排泄です。口から食べたものは、食道や胃を通過し、消化途中の状態で腸に入ってきます。それらを酵素などで消化して、吸収する。そして、不要なものや有害なものは便として排出するのが腸のおもな役割の一つです。

・異物・ウイルス・病原菌の侵入と病気を防ぐ（免疫力）

栄養などを吸収する過程では、有害で、本来体内に入ってはいけないものも入り込もうとしてきます。そうしたものを見分け、侵入を防ぐ免疫の機能は、腸の重要な機能の一つです。腸の免疫の働きについては、**5章**で詳しくお話しします。

また、免疫の過剰な反応の一つとして起こる「炎症」は、全身の様々な病気や不調と密接に関わっています。

例えば昨今、私たちの生活様式を大きく変えた新型コロナウイルス感染症も、「かかるか・かからないか」にも免疫が関わっているのはいうまでもありませんが、「重症化するか・しないか」に炎症反応という点で腸が深く関わっています。

そのほかにも、アレルギーや糖尿病・高血圧・がんといった生活習慣病との関連性も徐々に解明されつつあり、こちらは**4・5章**で紹介していきます。

・体型への影響

「何を吸収し、何を排出するか」を担っている腸は、体型決定のカギも握っています。最新の研究では、痩せている人には腸内細菌に一定の傾向があり、「痩せ菌」ともいえる菌がいることもわかりつつあります。今後、体型と腸・腸内細菌の関連はさらに解明されていくでしょう。腸と体型の最新の研究については、**3章**で紹介します。

・老化防止

老化の一つの原因は、老廃物が排出されずに細胞が受けたダメージが蓄積することです。腸の状態と全身の老化状況は強く影響し合っており、腸内をコントロールすることで、老化速度を遅らせる可能性も考えられます。

また、「元気で長生き」という人の腸内には、共通する特徴があることも明らかとなりつつあります。詳細は、おもに**4章**でお話しします。

・メンタル・脳とのつながり

冒頭で紹介した「脳腸相関」に代表されるように、腸の状態と精神状態や思考の傾向の関連性は、徐々に解明されつつあります。
精神的に落ち込んでしまったときや、メンタルが安定しないときに、思考をコントロールするのは難しいですが、腸にいいことをすることで結果的に精神面・メンタル面を整えることができる可能性があります。50ページで紹介したGABAはまさにその代表例といえるでしょう。「脳腸相関」については**6章**を参照してください。

腸と腸内細菌の多様な機能をイメージしていただけたでしょうか。腸というたった一つの器官に働きかけるだけで、これだけの機能へのよい影響が期待できるということです。

本書では残りのページで、こうした機能をより詳しく紹介するほか、それらの機能を高めるための食生活などのヒント（おもに**7章**）も載せていきます。腸への注目がより高まることを願わずにはいられません。

2 吸収か、排出か
——「体の番人」としての役割

◇消化・吸収・免疫の小腸、膨大な菌の〝ゆりかご〟大腸

臓器としての腸についても、ここで理解を深めておきましょう。

ここまでずっと「腸」と表記してきましたが、腸は「小腸」と「大腸」に大別できます。より細かくいうと、小腸は「十二指腸《じゅうにしちょう》」「空腸《くうちょう》」「回腸《かいちょう》」の3つに、大腸は「盲腸《もうちょう》」「結腸《けっちょう》」「直腸《ちょくちょう》」の3つに分けられます。

私たちが口から食べたものは食道を通って胃に送られ、そこで大半がドロドロの〝お粥状《かゆじょう》〟に消化されます。小腸はそれをさらに細かく分解してから栄養を吸収し、

残留物を大腸に送ります。食物繊維は胃や小腸で消化吸収されないために、大腸にそのまま届きます。

小腸は体の中で最も長い臓器で、約6mあります。腸管の表面は、「絨毛《じゅうもう》」という突起で覆われており、柔らかい絨毯《じゅうたん》のように細かいヒダの形をしています。そうして表面積を大きくすることで、より多くの栄養を効率よく吸収できるようにしているのです。小腸から吸収された栄養は、血管を通って全身に行き渡ります。

また、**体の半分以上の免疫細胞が集まっていて、人体最大の免疫器官として機能しているのも小腸**です。

口から入ってくるものには食べ物や飲み物だけではなく、ウイルスや病原細菌、ホコリなどの異物も含まれます。その異物の侵入をブロックするバリア機能を果たすために、腸管の絨毛は、スクラムを組むようにぴっちりと接合した壁に覆われています。さらにその壁をくぐり抜けて侵入してきた異物に対するために、壁の内側には免疫細胞がたくさん存在しており、すぐに対応できるよう臨戦態勢になっています。

小腸

主な役割	食品を分解。栄養素を吸収。
特徴	日本人は平均約6〜7m。 体内の半分以上の免疫細胞がいる。
細菌数	空腸・回腸には1000万個/g以上の腸内細菌がいる。
細菌	乳酸菌が多く棲む。空気（酸素）が入りやすいため、酸素の有無に関係なく生育できる細菌（通性嫌気性菌）がメイン。

大腸

主な役割	水分を吸収。便をつくる。
特徴	日本人は平均約1.5m。
細菌数	1000億個/g以上。 腸内細菌の大部分がいる。
細菌	ビフィズス菌が多く棲む。 ほとんど無空気状態のため、酸素の嫌いな細菌（偏性嫌気性菌）がメイン。

【腸の部位と特徴】

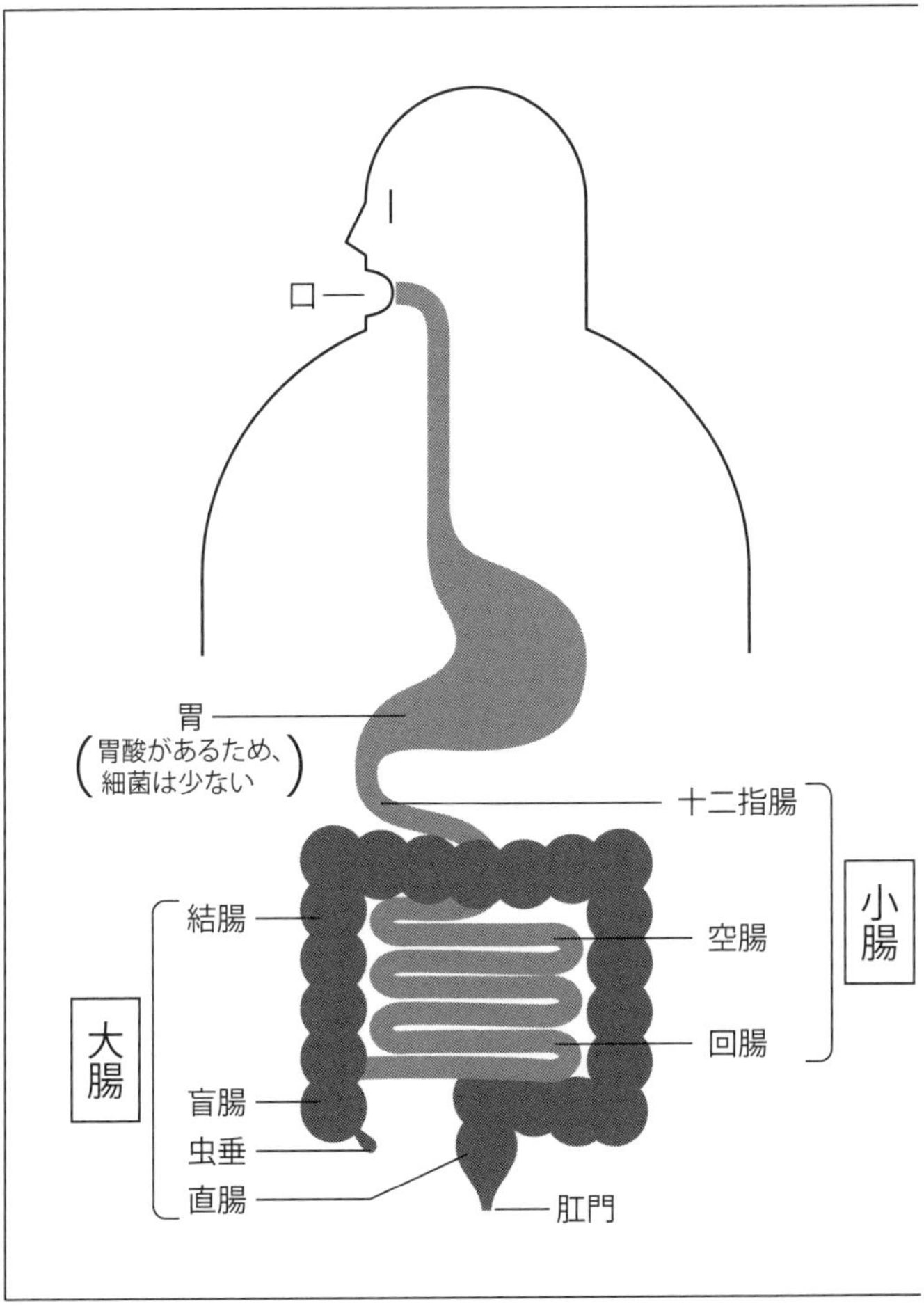

大腸では、小腸で栄養吸収されたあとの残りから、水分やナトリウムなどの電解質を吸収して便をつくり、いったん便を溜める働きをします。胃や小腸で消化吸収されずに大腸まで届いた食物繊維は、便のカサを増したり、有用菌のエサとして代謝されたりします。

大腸の長さは約1・5mです。小腸から流れてくるものは液状で、それから水分がゆっくり吸収されることで固形物として固まるわけですが、大腸を通過する時間が短いと十分に水分が吸収されずに下痢《げり》を起こします。逆に、大腸を通過する時間が長いと、水分が吸収されすぎて硬くなり、便秘を起こします。

◇栄養は吸収、外敵はブロック……どう判断されているのか

腸の一般的な役割はご紹介した通りなのですが、その中で腸の免疫は、実に臨機応変な働きをします。

【小腸の仕組み】

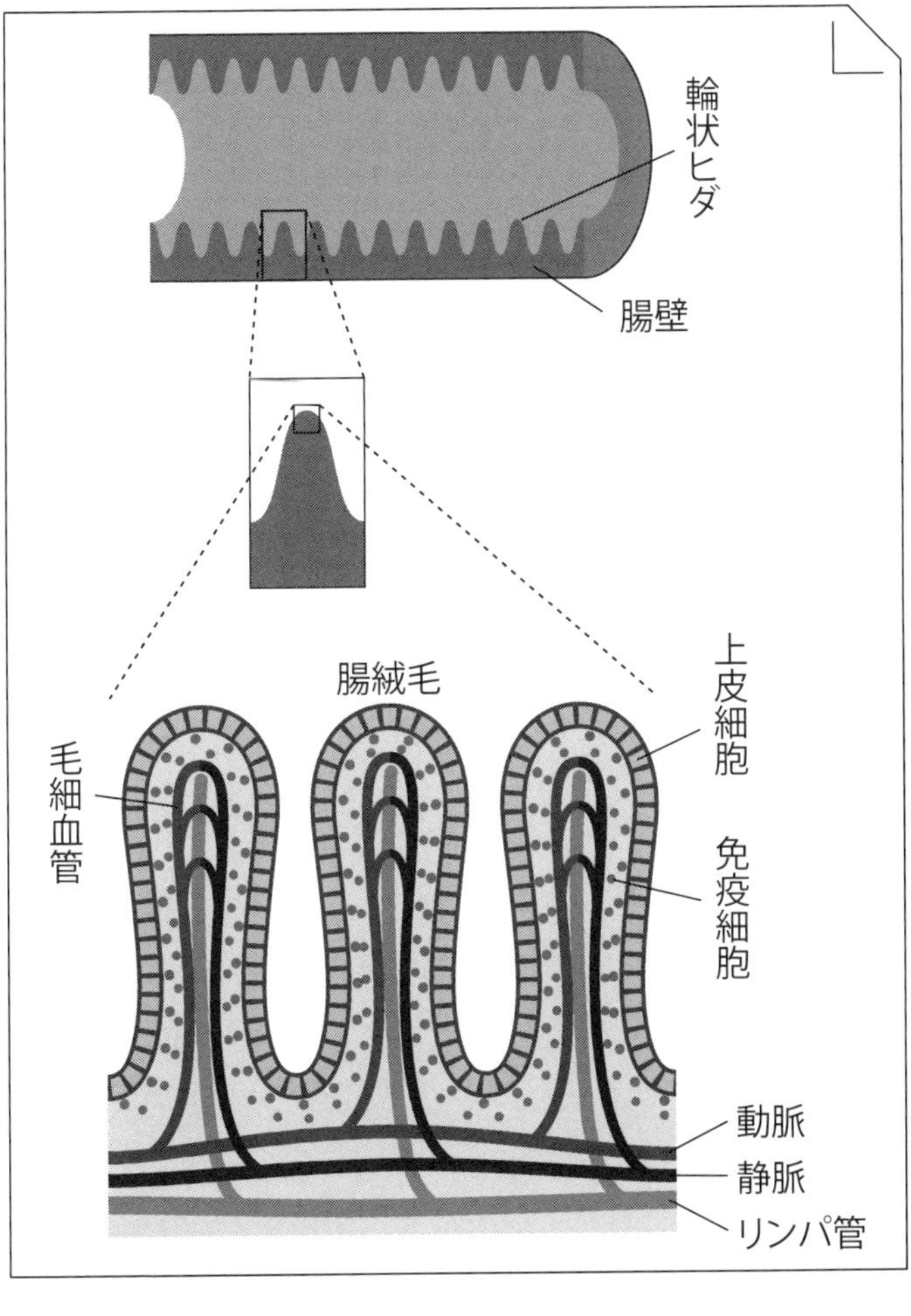

免疫細胞は腸に留まるだけではなく、ときには全身を駆けめぐりながら異物が侵入してきていないかをパトロールし、異物が侵入したら攻撃して排除します。これが腸の「免疫システム」の基本的な働きです。

しかし、腸には食品成分や腸内細菌など、体にとって「異物だけれども有益なもの」も存在します。そういった有益な異物に対しては排除せず利用し、ウイルスや病原細菌・ホコリなど体に害をなすものはブロックするために、有益なのか有害なのかの判断が、つねに腸内ではなされています。

腸の免疫は、「ブロックするもの」と「排除せず利用するもの」のリストをあらかじめ持っているわけではありません。ときには、まったく触れたことのない菌について判断を求められることもあります。あるいは、知っていたはずの菌が変異してしまったら、また新たに判断し直さなければなりません。こうした菌との攻防は、新型コロナウイルス感染症に悩まされてきた私たちにとって、実感の伴うものではないでしょうか。

外部と接触する機会が多い口や鼻、皮膚、生殖器などにも免疫細胞はいますが、腸ほど免疫細胞が集まっている部位はありません。

これは**腸の免疫だけが、ほかの臓器に比べ、圧倒的に多くの異物に接触し、その異物が有益か有害かという高度な判断をつねに求められているため**だともいえます。この点では、酸素を取り込んで二酸化炭素を排出する肺とは大きく役割が異なります。

このように、有益な異物は排除せず利用できるようにすることを**「免疫寛容」**といい、そのおかげで私たちは栄養を吸収できますし、腸内細菌を体内に取り込んでの共存も可能になっています。

3 菌との共生
――「善玉」「悪玉」の区別を超えて

◇酸素がある小腸と酸素がない大腸はいる菌も違う

小腸と大腸はひとつながりのものですが、生息する腸内細菌は、二つの場所で種類も性格もまったく違います。

その違いを決定している大きな要因は、「酸素の量」です。小腸には酸素があるため、酸素が多少あっても生息できる菌（通性嫌気性菌）が多く棲んでいます。その代表が乳酸菌で、酸素があっても生息できるので小腸に多く住んでいます（より細かくいうと、小腸に分類される3つの腸の中で、消化液が多い十二指腸には菌が少なく、それより下の空腸から回腸に菌が多く生息しています）。

一方で、大腸は基本的には酸素がほとんどない環境です。そのため酸素が嫌いな菌（偏性嫌気性菌）が圧倒的に増えます。その代表はビフィズス菌で、酪酸菌も酸素を嫌うので大腸に生息しています。運動持久力を向上させる働きがあると前述したベイロネラ菌も大腸に生息しています。全体数から見ても、腸内細菌は小腸よりも大腸のほうに圧倒的に多くいます。

菌を見れば小腸か大腸かだいたいわかる、というくらい、両者の差は明確です。腸内細菌の測定によく使われる便は、大腸にいる菌が反映されています。しかしまれに、便の中から乳酸菌がたくさん検出されることがあり、これは腸内環境に異常があるからかもしれません。なぜなら、**本来、酸素がある小腸に多く生息する乳酸菌は、無酸素状態の大腸にはほとんどいません。そのため、大腸の菌を反映している便には、乳酸菌がほとんどいないのが普通**だからです。

乳酸菌が便で検出されるということは、大腸の環境が悪化し酸素がある状態になってしまっているせい。それをいい状態に戻すのも腸内細菌ですので、ヨーグルトといった発酵食品などを積極的に食べて、腸内でいい菌が活躍できる環境にしていく必要があります。

◇ヨーグルトの中のビフィズス菌は死んでない

さて、今の項目をじっくり読んでくださった方の中には、

「乳酸菌は酸素がある小腸でも生きられて、酸素を嫌うビフィズス菌は無酸素の大腸でしか生きられない。ということは、ヨーグルトに含まれるビフィズス菌は死んでいる？　ヨーグルトは外気に触れていますよね？」

と疑問に思った方もいるかもしれません。

ご安心ください。結論からいうと、**ヨーグルトをつくるときにいろいろと工夫がされていて、〝生きたまま腸に届く〟と記されている場合には、そのほとんどは死んでいません。**

ヨーグルトをつくる過程で酸素に触れにくくするのはもちろんのこと、そのほかに

も、酸素をよく使いさらにビフィズス菌がエサにできる物質もつくる乳酸菌をビフィズス菌と一緒に使うことで、酸素の量をコントロールしています。

また、メーカーによっては、ビフィズス菌を酸素から守るために菌を特殊な素材で覆うカプセル技術を利用していたり、容器には酸素の透過性が少ない素材を使うことでビフィズス菌の保存性を高めていたりするようです。[※1] あるいは、ビフィズス菌は総じて酸素を嫌う傾向があることは確かですが、中でも比較的酸素に強い種類をヨーグルトに使っていることを公表しているメーカーもあります。

このような工夫がされていますので、食べる前に多少攪拌《かくはん》しても大丈夫だと思いますが、封を開けて何時間も放置したヨーグルトの中で、ビフィズス菌がどうなっているかは定かではありません。せっかくの菌を無駄にしないためにも、開けたら食べきったほうがいいと思います。食べきりサイズでないものは、きちんと蓋をしてなるべく酸素に触れないようにして、賞味期限内に食べることをお勧めします。

◇善玉菌と悪玉菌？　いや、そんな単純な話ではない

かつての「腸活」に詳しい方の中には、健康な腸内細菌の割合について「善玉菌2割、悪玉菌1割、日和見菌7割」と記憶している方もいるかもしれません。

善玉菌は、私たちの体にとって有益に働く乳酸菌やビフィズス菌など。悪玉菌は腸内腐敗を起こしたり毒素をつくったりする有害菌で、黄色ブドウ球菌（*Staphylococcus aureus*）やサルモネラ菌（*Salmonella*）、ウエルシュ菌（*Clostridium perfringens*）などです。このどちらにも分類できない腸内細菌を「日和見菌」といいます。これまで、日和見菌には特徴的な働きがなく、名前の通り、腸内で善玉菌が増えると善玉菌になり、悪玉菌が増えると悪玉菌になりやすいと考えられてきました。

たしかに、健康を維持するためには、私たちの体にとって有益な働きをする菌を優勢にすることは基本ですが、この比率がどのようにして生まれたのか、実のところ私はよく知りません。さらにいえば、ここでいわれる「善玉菌」「悪玉菌」という言葉

はそもそも学術用語ではない上、腸の研究が進むにつれてふさわしくなくなってきているのが現状です。※2

というのも、昨今、「日和見菌」と考えられた中にも有益な働きをする菌がいることがわかってくるなどして、このように分類するのが難しくなってきたからです。

また、どんなに有益な代謝物を生み出す菌でも、宿主である私たちがエサを供給しなければ何も生み出せません。さらには、一つの同じ菌が、人体にとって有益な代謝物と有害な代謝物の両方を生み出すこともあります。

このような状況で「さて、この菌は善か悪か？」と聞かれても、答えるのは難しい、というわけです。

腸内の環境は自然界の生態系とも似て、**多種多様な菌が存在し、外から新しい菌が入ったり、入れ替わったりしながら、全体的なバランスが決まっている**と考えられます。そうしたつねに揺れ動いているバランスを踏まえ、有益なものをより多く生み出してもらえるように考えることを、新しい腸活の基本にすべきではないでしょうか。

4

習慣を変えれば、腸内も変わる。体質も変わる

◇食習慣と腸内の「3つのタイプ」

腸内細菌は、私たちが何を食べるかによって決まります。一人ひとりに違いがあるものの、**食習慣の傾向によって、腸内細菌叢が3つのタイプに分かれ**、また、**長期間の食生活に影響されるため、極端な食生活の変化がない限り大きく変化しない**とする論文[※3]が、2011年に『ネイチャー』に発表されました。

このような腸内細菌叢のタイプを「エンテロタイプ」といい、この論文では次の3種類に分類しています。

①たんぱく質や脂質を多く摂取する肉食系の「バクテロイデス型」
②小麦やトウモロコシなどの穀物をよく食べて、食物繊維や糖質を多く摂取する草食系の「プレボテラ型」
③①と②の中間の食生活で雑食系の「ルミノコッカス型」

3つのタイプの名称は、それぞれの特徴的な菌の属性に由来しています。

同論文によると、これには国や地域別の傾向があるそうで、①の肉食系が多いのはアメリカ人や中国人、②の草食系は中南米・アフリカ・東南アジアの人、③の雑食系は日本人やスウェーデン人が多くなります。

さらに、日本国内の比率はどうなっているのかというと、われわれ国立研究開発法人医薬基盤・健康・栄養研究所が調査した結果、9000人を対象にした全国平均データで、肉食系、草食系、雑食系の比率がおおよそ4：1：5になりました（なお、どのタイプが病気にかかりやすい、優れている、などということではありませんので注意してください）。

◇食事が腸内環境に与える影響は？

そして、われわれが2017年から行なってきた、山口県周南市や大阪などをはじめとするいろいろな地域における腸内環境と健康の調査から、**食事と腸内細菌との関連性**が見えてきました。

例えば山口県周南市では、86人の腸内細菌を調べた結果、肉食系、草食系、雑食系の比率は7：1：2。肉食系が7割を占めるという、ある意味、驚きの結果となりました。

どうして驚いたかというと、周南市といえば、海や山に囲まれた自然豊かな地域なので、「野菜を多く食べているのでは」と想像していたからです。また、参加された方の中にも「野菜をたくさん食べている」という人が多くいました。

しかし、食事の調査票を見ると納得でした。たしかに緑黄色野菜は全国平均よりもたくさんとっていたものの、根菜などのそのほかの野菜の摂取量が全国平均に比べて

【腸内細菌叢の3タイプ】

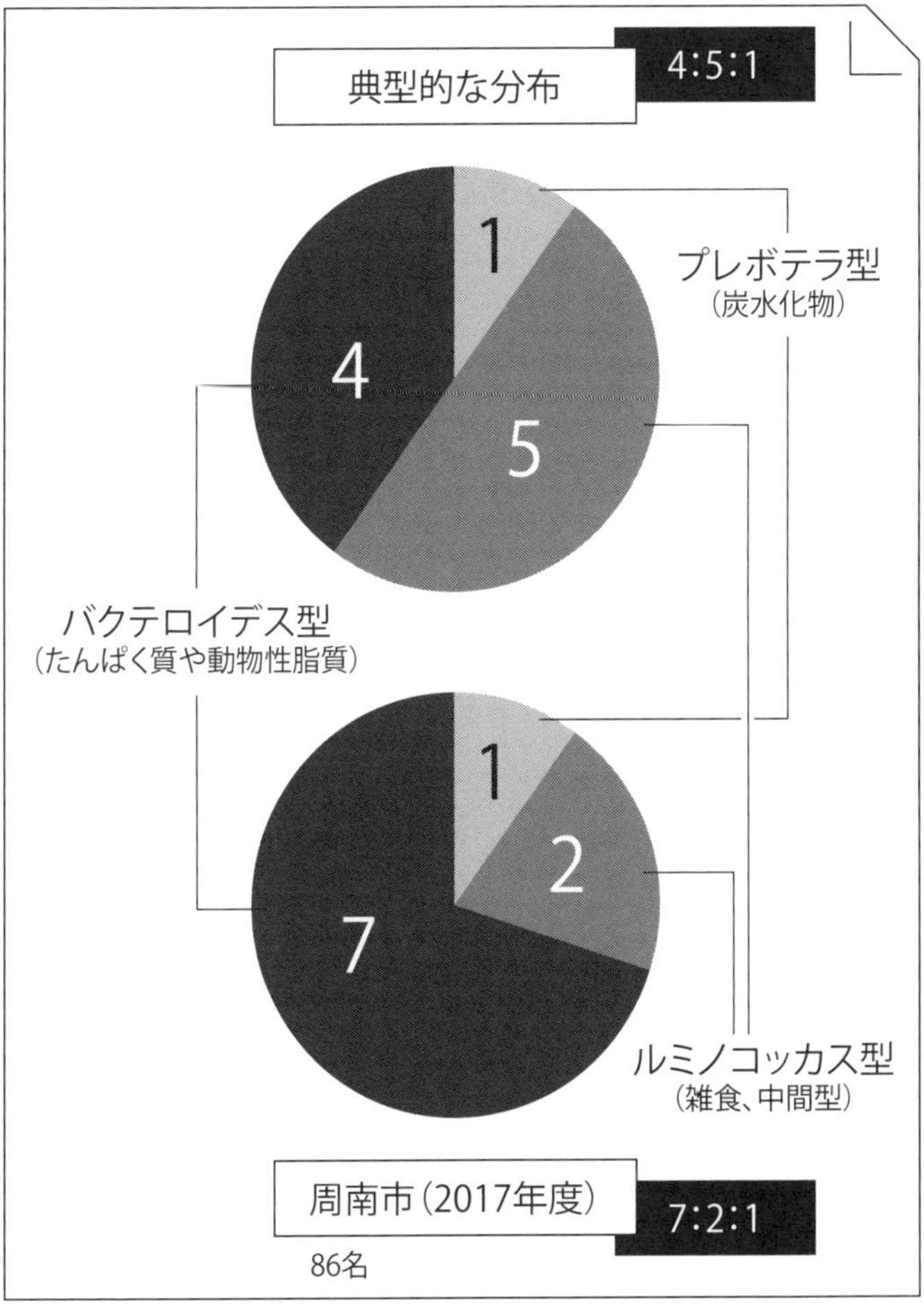
典型的な分布
4:5:1
1
4
5
プレボテラ型
(炭水化物)
バクテロイデス型
(たんぱく質や動物性脂質)
1
2
7
ルミノコッカス型
(雑食、中間型)
周南市(2017年度)
7:2:1
86名

低く、その結果、食物繊維の摂取量がかなり低いという結果になりました。つまり、**腸内細菌は、本人たちの自覚以上に、食習慣を反映したものとなっていた**のです。

その後、これらの結果を踏まえ、食習慣の改善に向けたアドバイスをしたところ、緑黄色野菜以外の野菜の摂取量が増え、草食型や雑食型の腸内細菌が増えてきました。

腸内細菌叢は、食事から大きな影響を受け、食習慣を変えると変化する。そのことが証明される結果になったといえますし、逆に腸内細菌を調べることで、自分自身が気づいていない「食の偏り」に気づくこともできるといえます。

なお、日本人を対象とした最新の研究では、日本人の腸内細菌叢は5タイプに分類でき、胃腸機能や生活習慣病が関連する可能性が示唆されています。[※4] こうした研究が進むことで、今後ますます、腸内細菌叢と食習慣、そして病気のリスクなどの関連性が明らかになっていくのではないでしょうか。

◇「元気で長生きな人の腸内」はどのタイプ？

腸内細菌叢が食習慣によって変化するとなると、どんな食習慣でどんな腸内環境を目指せば元気で長生きできるのか、気になる方も多いでしょう。

もちろん、元気で長生きしている高齢者の腸内細菌を調べた研究はあります。有名なところでいえば、日本における腸内細菌研究の第一人者として知られる、京都府立医科大学の内藤裕二教授らが行なったものです。

この研究では、2017年から、百歳長寿者が全国平均の約3・3倍もいる京都府北部の京丹後市で腸内細菌の調査を行なっています。その結果、100歳以上で元気な高齢者の腸内には、体にとって有益な短鎖脂肪酸を生み出すビフィズス菌や酪酸菌が多いことがわかりました。特に、酪酸菌が多かったようです。[※5]

京丹後市では、食材は自分たちで耕した田畑と、山や海から調達するものが多いとのことです。海が近いエリアなので、魚や海藻を使った伝統食が有名で、大麦や玄米も食卓に取り入れられているそう。
海藻や大麦などに多く含まれる水溶性の食物繊維は、ビフィズス菌や酪酸菌を増やすための格好の食材です。エサが豊富にあれば短鎖脂肪酸もたくさん生み出されることになり、多くの健康効果が得られて、元気や長生きにつながる、と考えられます。

この研究から、**健康で長生きするためには、腸内細菌、そしてそれを育てる食事が大切だ、**ということがわかります。しかし、現在の研究の限界の一つが、こうした菌が若いときから多かったのか、何歳から今の腸内細菌叢になったのか、それらの菌がいつから「元気で長生き」に寄与してきたのかを知ることができない、という点です。腸内細菌の研究はまだ歴史が浅いため、こういった関係性を分析することができる、何十年にもわたって追った調査データはありません。

また、様々な調査・研究が進むにつれて、**元気で長生きするにも菌の多様性が必要だろう、**ということはいえるようになってきました。なぜなら、菌が多様になる分、生み出されるポストバイオティクスも多様になって、私たちが得られる不調や病気の予防・改善効果が増えるからです。しかし、具体的にどのような菌、そしてポストバイオティクスが私たちの健康に寄与しているのかという研究は、人類と腸内細菌の長い歴史から考えればまだ〝序の口〟です。

これらは、これからの課題であり、裏を返せば**私たちがより健康に長生きできる可能性を秘めている**ともいえるのです。

5 「第二の脳」では収まりきらない腸の役割

◇腸は生命の根幹

脳と腸は密接に関わり合っていて、腸は「第二の脳」ともいわれることを前述しました。しかし、これまでにお話ししてきた様々な役割に加え、多細胞生物の歴史を考えると、「第二の脳」ではまだ、腸を軽んじすぎているのではないか、と思わずにはいられません。

なぜなら、最も原始的な多細胞生物は、「ヒドラ」という腔腸動物《こうちょうどうぶつ》で、脳を持っておらず、ほぼ腸だけで生きているからです。[※6]「ヒドラ」は栄養を摂取する入り口（口）と、腸、排泄する出口（肛門）という構造でした。それから魚類、両生類、爬虫類《はちゅうるい》、鳥類、そして人類を含む哺乳類《ほにゅうるい》が誕生したというのが現代の学説です。

その進化の過程で、腸の背側に脊髄《せきずい》の原型ができて、脳に発達したといわれます。

脳がない生物はいますが、腸がない生物はいません。

つまり、**生き物が存在するために必要なのは、まず脳より腸、**というわけです。腸より先に脳ができていれば「第二の脳」という言い方もできますが、腸のほうが先なのにそう表現するのはおかしいですよね。われわれ腸の研究者からすると、**腸こそ第一の存在である**といいたくなるわけです。

◇腸は脳よりも「賢い？」

腸は生存に直接関わる臓器なので、自律的にいい状態を保つようにできています。有益なものがきたら吸収し、有害なものがきたら侵入を防ぐ。不要なものはまとめて体外に排出する。

一方、脳は〝余計なこと〟をしてしまうときがあります。体に悪いとわかっているものを食べたり飲んだりしたがるのはアタマですよね。食べすぎや飲みすぎも、その背景にストレスなどの精神的な原因のあるケースが多いのではないでしょうか。その結果として、腸内環境が乱されるわけです。

裏を返せば、**腸内環境が乱れないように、腸内細菌が喜ぶエサを供給し続けていれば、脳もいい状態を保ってくれる**かもしれません。

うちに棲む細菌とともに、様々な働きをしている腸。腸と腸内細菌が自律的にいい状態を保つようになると、私たちの心身にはどのような影響があるのでしょうか。

次の章からは、腸と腸内細菌が健康や老化防止にもたらす様々な効果を、具体的に見ていきます。

Column 2

「個別化栄養」――健康管理の新しいキーワード

同じ食べ物を同じ量、かつ同じタイミングで食べても、太る人と太らない人がいるように、人によって食事の影響や得られる健康効果には差があります。それは、人によって持っている消化酵素や代謝能力が異なるだけではなく、腸内細菌の種類や活性の状態も違っていて、菌が生み出すポストバイオティクスも違うためです。

そうした違いを踏まえて、一人ひとりに適した効果の高い食事方法をオーダーメイドで提案していこうというのが、「個別化栄養」の考え方です。「プレシジョン栄養学」や「精密栄養学」ともいわれ、われわれの研究所の研究テーマの一つになっています。

「個別化栄養」は比較的最近出てきた考え方で、先行しているのは「個別化医療」です。

これまでの医療では、同じ病気と診断されたら、基本的に同じ薬が処方されてきました。しかし、ある病気と診断されたとしても、人によって、症状も違えば、薬の効果の現れ方も違います。この違いは、遺伝子によるものだけでなく、最近は腸内細菌によっても生まれていることが明らかになってきたのです。

そうした違いを踏まえて、患者さんごとに最適な治療法を提供しよう、というのが「個別化医療」の考え方です。

そういった考え方を食品に応用することで「個別化栄養」を実現できるだろうと考えられています。あるいは、もう少し広くとらえ、ある健康効果を得るためにグループ単位で考える「層別化栄養」という考え方も生まれています。

そうした「個別化」の流れをくんだ構想が、「トイレのIoT化」——排便するたびに、トイレが自動的に健康状態をチェックする「スマートトイレ」です。

便は何よりの健康のバロメーターで、食事内容はもちろん、ストレスや不調の有無も反映されます。加えて、腸内細菌叢の状態も簡単にチェックできるようにならないか、というのが今まさにわれわれが研究しているところです。

菌の数は約100兆個・種類は平均で700~800種類というビッグデータであり、かつ便の形や色、量、臭いなど、何を掛け合わせてどこまで正確な判断ができるかというのは課題ですが、そうやって「腸内細菌の見える化」から、その人に合った「健康にいい食事」が提案できるようになれば、献立の考え方が根本から変わります。「この菌が減っているから今日はヨーグルトを食べて補っておこう」「水溶性食物繊維をとるために、大麦か全粒小麦のパンでも食べようか」など、簡単かつこまめに食生活の改善ができ、健康増進と病気予防につながると思います。

第2部

健康・老化・体型……
すべては腸と
つながっている

3章

体型と腸、最先端の研究から

1 「太りやすさ」と腸内環境

◇腸が持つ「想像以上の影響力」とは？

第1部では、私たちが想像してきた以上に、腸内細菌が私たちの体質や能力、健康に大きな影響を及ぼしていること、そして腸という臓器の特徴についてお話ししてきました。

この、「想像以上の大きな影響」とはどの程度なのか、疑問に持たれた方も多いのではないかと思います。そこでここからは、多くの方の関心事――肥満やアレルギーといった体質や病気、さらには新型コロナウイルスなどの感染症にも関係の深い免疫力など――に焦点を当てて、腸内細菌や腸が私たちに及ぼしている影響と、その恩恵をより受けるために私たちができることについて見ていきます。

その最初の話題は、**「太りやすさ・痩せやすさ」といった体質**の話です。我々の最新の研究によって示された、日本人の体型に影響している**「痩せ菌」**についてお話ししていきます。

◇白米をたくさん食べる日本人、なのに「肥満」が少ないのはなぜか

2013年、日本食がユネスコ無形文化遺産に登録されました。その理由の一つに「健康的な食生活を支える栄養バランス」が挙げられていることもあって、**「日本食は健康にいい」**というイメージは広く定着しています。※1

しかし一方で、最近の「糖質オフダイエット」「炭水化物抜きダイエット」などでは、米をはじめとする炭水化物が敬遠されるなど、日本食には「健康的」というイメージとともに、「肥満の一因である炭水化物が多い」というイメージもまた根強いように思います。肥満は様々な病気を引き寄せることからも、**日本食には二つの相反す**

るイメージがある、といってよいでしょう。

この二つの異なるイメージの背景には、日本食そのものの大きな変化があります。**一口に「日本食」といっても、その実態は時代とともに大きく変わってきました。**

例えば「国民栄養調査」[※2]で日本人のたんぱく質の摂取量の変遷を調べると、近年は、肉や魚の動物性たんぱく質の摂取量が、豆・豆腐や穀物由来の植物性たんぱく質の摂取量より上回った状態が続いています。

しかし、この傾向はごく最近のもので、さかのぼると、動物性たんぱく質の摂取量が植物性たんぱく質の摂取量を上回ったのは1979年。それ以前は植物性たんぱく質をより多くとっていました。

さらにさかのぼると、1966年には植物性たんぱく質の摂取量は動物性たんぱく質の2倍近くあり、戦後の1947年には動物性たんぱく質の約3倍も、植物性たんぱく質をとっていました。当時は、玄米をはじめ、大麦、ひえやあわなどの雑穀、豆腐や味噌などの大豆食品からたんぱく質をとっていましたが、そうした食品の摂取量は減少し、**ここ数十年で動物性が主流へと移り変わった**様子が、こうした調査から明らかとなっています。

その背景としては、かつては、昨今のように肉や魚が自由に手に入ったり、長期保存が可能な状況ではなかったりしたこともあるでしょう。玄米100gに含まれるたんぱく質量は6・8gで、白米の3・5gより多いものの、豚の赤身肉100gに含まれるたんぱく質量の20・9gと比べるとかなり少ないことがわかります。[※3] たんぱく質の含有量としては、たしかに肉のほうが豊かです。

ただ、だからといって**当時の日本人はみんなガリガリに痩せていたかといったら、そうではありません。穀物を中心とする炭水化物で、体を維持する仕組みができていました。**

そのことを裏付けるかのように、日本人の腸内細菌には、炭水化物を分解する菌がほかの国の人々より多いことが報告されています。これは早稲田大学の服部正平教授らが2016年に科学雑誌『DNAリサーチ』に発表したもので、日本人106人の腸内細菌叢を解析し、アメリカやフランス、ロシア、中国などの計11カ国の国民の平均的な腸内細菌叢データと比較しました。[※4]

日本人に一番多いのは「ブラウティア属」に分類される菌で、ビフィズス菌も他国より多くいました。ブラウティア属の菌の特徴は、炭水化物に含まれる食物繊維や難消化性でんぷん、難消化性オリゴ糖をエサにして、私たちの体にとって有益な短鎖脂肪酸などを生み出してくれることです。

◇「炭水化物抜き」をお勧めできない、リバウンド以外の理由

数年前から、人気のダイエット法として炭水化物の摂取量を減らす糖質制限が定着しています。しかし、腸と腸内細菌の観点で見ると、安易な「炭水化物抜き」はお勧めできません。

日本人の腸には炭水化物のうち、食物繊維や難消化性でんぷん、難消化性オリゴ糖をエサにする腸内細菌が圧倒的に多いということは、やみくもな食事制限では次のような負のサイクルが起こる可能性があるからです。

【「炭水化物抜きダイエット」の悪循環】

炭水化物の摂取量を
極端に減らす

↓

腸内に棲みついていた
炭水化物をエサにする菌が、
「エサ不足」でいなくなる

↓

炭水化物を処理する能力が下がる

↓

炭水化物からつくられる
短鎖脂肪酸が減る

↓

「太りやすく、痩せにくい」
体質になる

「短鎖脂肪酸」は代謝促進以外にも多彩な効果があることから、炭水化物抜きは、体重コントロール以外でも、**「免疫のバリア機能の強化」「血糖値を一定に保つホルモンであるインスリンの分泌促進」「生活習慣病の予防と改善」といった健康効果を得にくくなる**と考えられます。

一時的な体重や体脂肪の減少と引き換えにするには、大きな代償に思えてなりません。

◇「腸内細菌を味方につけて痩せる」には？

前述したように、腸内細菌はあくまで、私たちの腸が棲みやすい環境だから、そこにいるだけ。**「エサは与えませんが、腸内にいてください」というような人間の勝手は通用しません。**

もし糖質制限のダイエットをしたいなら、腸内細菌の働きも視野に入れて行ないましょう。

白米を主食にしている方は、**大麦（押し麦やもち麦）を加えた麦ご飯にしたり、オートミール（オーツ麦）を取り入れたりする**のがお勧めです。水溶性の食物繊維が豊富に含まれており、それぞれ腸内細菌のエサになります。かつ、糖の吸収をゆっくりにして、血糖値の上昇を抑えてくれます。

パンやパスタも精製された小麦100％のものでなく、全粒粉入りのものに切り替えるといいでしょう。そうすれば自然と食物繊維の摂取量が増えて、炭水化物をダイエットの敵から強い味方に変えられます。

全粒粉のパンやパスタが食卓にのぼりやすい欧米と比べ、白米好きの日本人は、穀物由来の食物繊維の摂取量が少ないともいわれています。**腸内細菌とのよりよい共生の第一歩として、全粒粉や大麦入りのご飯を食べることはとても有効**です。

◇白米は「冷や飯」にするのが大正解

炭水化物は食物繊維と糖質が合わさったものです。白米は、玄米を精製して食物繊維が多いぬかを取り除いたものなので、〝糖質の塊〟ともいえます。

糖質は体内に入ると胃や小腸で消化吸収されて、血液の中をめぐるブドウ糖＝血糖になります。その値が血糖値です。

ブドウ糖は脳や筋肉、臓器を動かすエネルギーになりますが、とりすぎると中性脂肪として蓄えられます。それが、「糖質のとりすぎは肥満につながる」といわれる理由です。

だから主食は白米から、食物繊維が豊富な玄米や大麦入りのご飯、オーツ麦を使ったオートミールなどに変えることをお勧めするわけですが、これらがちょっと苦手という方には、白米でもお勧めの食べ方があります。

それは**炊《た》きたてではなく、冷まして食べる**方法です。冷ました白米では、難消化性でんぷんが増えます。通常のでんぷんは消化酵素で分解されて小腸で吸収されますが、難消化性でんぷんになると複雑な構造に変わるため、消化酵素では分解されません。不溶性なのに水溶性食物繊維と同じように腸内細菌のエサとなり、私たちの体にとって有益な短鎖脂肪酸を生み出してくれます。

難消化性でんぷんの測定法ができたのは最近なので、昔の人たちがどのくらい難消化性でんぷんを摂取していたかは定かではありません。ただ、現代のように炊飯ジャーや電子レンジがあって1日中温かいご飯が食べられる状況ではなかったことを考えると、今よりもたくさん冷たいご飯を食べていたことが想像できます。昔の人たちは意図せずに、腸内細菌も喜ぶ白米の食べ方をしていたことになるでしょう。

冷ますといっても、手を当てて熱を感じない程度の温度で十分です。お弁当に詰めるときや、おにぎりにするときにも冷ましますよね。それと同じ要領でいいと思います。

ことわざの「冷や飯を食う」は、扱いが悪くて冷遇されることを意味しますが、腸内細菌にとってはエサが増えて、むしろ好待遇、といえるかもしれません。

◆「〇〇だけダイエット」が腸内環境を破壊する

糖質制限をするとき、炭水化物を控える代わりに、肉や魚、卵などの動物性たんぱく質を増やすのが〝王道〟だと思います。

ほとんどの動物性たんぱく質は、アミノ酸スコア（たんぱく質の栄養価を示す指標）が満点で、私たちの体をつくる重要な栄養ですが、動物性たんぱく質だけとっていればいい、というわけではありません。

栄養バランスが偏れば、腸内細菌はエサ不足に陥って、腸内細菌叢が乱れます。

さらにはとりすぎによる弊害も。肉やエビ、卵、チーズなどに含まれるコリンやL－カルニチンという成分が腸内細菌によって分解されると、トリメチルアミン（TMA）という代謝物が生み出されます。そして腸管から吸収されて血液中に入りますが、このトリメチルアミンの血中濃度が高いほど動脈硬化を引き起こしたり、心筋梗《こう》塞《そく》や脳梗塞などの心疾患系の病気の一因になったりするといわれます[※5]。

コリンはビタミンの働きを助けること、L-カルニチンは脂肪を燃焼する効果があることでも知られますが、**とりすぎは禁物**ということ。

どんなに体にいいものも**「ばっかり食べ」は栄養の偏り、そして腸内細菌の偏りを生んで、弊害につながりかねません。**これはどの食材にもいえることでしょう。

2 「痩せ菌」は日本人の腸内に存在するか？

◇「日本人の腸には痩せ菌はいない」という大誤解

「デブ菌」「痩せ菌」という言葉を聞いたことがあるでしょうか。前者は太りやすくなる菌、後者は肥満を抑制する効果がある菌を指し、いずれもネット検索すると多様な情報が出てきます。

その中で、痩せ菌としてよく紹介されるのが、「アッカーマンシア菌（*Akkermansia muciniphila*）」です。アッカーマンシア菌は欧米人、特にヨーロッパ人が多く保有する菌で、2021年には低温殺菌したアッカーマンシア菌が**「肥満をコントロールする食用菌」**として欧州食品安全機関（ＥＦＳＡ）に承認されました。[※6]

日本でも「アッカーマンシア菌が腸内にいるか調べるサービス」や「アッカーマンシア菌を増やすためにはどうしたらいいか」という記事も散見されます。しかし、われわれの研究で調べた限り、日本人で「腸内細菌のうち、1%以上をアッカーマンシア菌が占める」という人は10%程度に過ぎません。もともと腸内にいる菌であれば食生活を改善することで増やすことができますが、いない菌を定着させるのは至難の業です。

ただ、アッカーマンシア菌の保有率が高いヨーロッパ人は痩せている人が多くて、保有率が低い日本人は太っている人が多い、というわけではありませんよね。つまり、**このアッカーマンシア菌は多くの日本人の体質を特徴づける菌ではない**ということです。もし腸内細菌叢を調べることがあって、アッカーマンシア菌が少なかったり、いなかったりしても、落胆する必要はまったくありません。

実はわれわれの研究で、**日本人にとっての痩せ菌と見込まれる菌が見つかった**のです。

◇最新の研究で明らかになった日本人の「痩せ」と「菌」の関係性

われわれ国立研究開発法人医薬基盤・健康・栄養研究所が明らかにしたのが、**肥満や2型糖尿病を予防・改善する可能性がある**新たな有用菌としての、「ブラウティア属」の「ブラウティア ウェクセラエ（*Blautia wexlerae*）種」（以下、**ブラウティア菌**）です。

早稲田大学の竹山春子教授らと共同し、山口県周南市と連携して行なった健常な人と糖尿病患者を比較した研究と、動物モデルを用いた検証、基礎研究によるメカニズム解析の結果をまとめて、2022年8月に『ネイチャーコミュニケーションズ』に発表しました。[※7]

近年、肥満や糖尿病の増加が社会問題になっていますが、食べすぎや運動不足などの生活習慣的な要因に加えて、腸内細菌の関与も示唆されてきました。

そこで、日本人の腸内細菌と肥満や糖尿病との関連について、ヒトを対象にしたデータ解析を行なったところ、ブラウティア菌が肥満や糖尿病リスクと「逆相関」する、すなわち、**「肥満や糖尿病のリスクが低い人ほどブラウティア菌が多い」**という知見を得ました。

その「抗肥満」「抗糖尿病」効果を検証するために、高脂肪食を与えて太らせたマウスにブラウティア菌を摂取させたところ、内臓脂肪の蓄積と体重の増加が抑えられました。また、高脂肪食を与えたマウスは糖尿病症状を示しましたが、ブラウティア菌の摂取によって糖尿病の症状も改善していました。

加えて、ブラウティア菌は、オルニチンやS－アデノシルメチオニン、アセチルコリンなど、代謝促進作用や炎症を抑制する効果のある物質をつくることも確認しました。

人間での有効性や安全性の検証はこれからですが、今回の結果から、**ブラウティア菌が肥満や2型糖尿病を予防・改善する可能性がある**ことが明らかになったのです。

◇「脂肪がつきにくくなる菌」「太りにくくなる菌」の正体

「痩せ菌」というと、体重や体脂肪がぐんぐん際限なく減っていく効果をイメージするかもしれません。しかし、ブラウティア菌を高脂肪食マウスに摂取させたら脂肪がつきにくくなった一方で、通常食のマウスにブラウティア菌を与えても体重変化などの影響がありませんでした。つまり、より正確にいうと、ブラウティア菌は**「脂肪がつきにくくなる菌」**、あるいは**「太りにくくなる菌」**です。まさに、**肥満を予防・改善して健康を維持する効果**が見られたわけです。われわれの調査だと、このブラウティア菌が腸内細菌叢の1％以上を占める日本人は、9割にも及びます。

ただ、注意も必要です。ブラウティア菌の割合が腸内細菌の1％程度だとBMI値が高めの人もいます。6％以上になると、BMI値が標準体型か痩せ型に分類される人の割合が格段に上がるのです。つまり、「ブラウティア菌がいるから大丈夫」と安心してはダメで、ある程度の割合を占める必要があるといえます。

◊日本人の痩せ菌、ブラウティア菌を増やすには？

このようにお話しすると、「いったい、どうしたらブラウティア菌の割合を増やすことができるのか」が気になりますよね。

今のところ、一番効果があったのは、**自分の食事内容を調べて、過不足を整えたとき**でした。特定の何かを食べるのではなく、摂取栄養のバランスを見て、「自分がとりすぎているものを減らして、足りないものを補う」。そうした「バランスを整える」ことが一番、効果があったのです。

これまで「○○だけダイエットはよくない」という話をしてきましたが、このブラウティア菌こそまさに、「○○だけダイエット」の対極にあるといえるでしょう。ちなみに、こうした栄養バランスのとり方は、多様な腸内細菌の活性化にもつながります。

なお、ブラウティア菌は、先に挙げた代謝促進作用をもつアミノ酸をつくって「痩せ菌」として私たちの体に直接働きかけるだけではありません。短鎖脂肪酸の酢酸をはじめ、乳酸やコハク酸、さらには難消化性でんぷんのアミロペクチンも生み出します。ほかの有用菌と協調的に働いて、腸内環境の改善にも効果を発揮してくれます。

さらに最近の研究では、ブラウティア菌はビフィズス菌とも相性がよいことがわかっています。ビフィズス菌が母乳中のオリゴ糖から生み出す乳糖とフコースはブラウティア菌の好物で、結果としてブラウティア菌を増やすようです。※8

そうした効果も勘案すると、ビフィズス菌や乳酸菌などのヨーグルトに使われる菌とともに、ブラウティア菌も腸活に欠かせない新たな有用菌の一つだといってもよいのではないでしょうか。

Column 3

いろんなものを食べるといろんな菌が活性化する

われわれの食事調査では、厚生労働省や各自治体をはじめ多くの調査でよく使われる「BDHQ[※9]（簡易型自記式食事歴法質問票）」を使用しています。約1カ月間の食事を振り返りながら約80の質問に答えていくと、58種類の食品と100種類以上の栄養素の摂取量が算出されます。

もっともこれは調査のためなので、みなさんが自分の食事を見直す際は、ここまで多くの質問に答える必要はありません。厚生労働省の「食事バランスガイド[※10]」などを参考に、食事のバランスを振り返ってみてください。自身の食生活の、大きな傾向をつかめるはずです。

さらにくり返しチェックしていただければ、「どんな食事のときに、自分の体調はどうか」も見えてくるでしょう。

より実践しやすい方法として、食品の品目ではなく、栄養素で考えることをお勧めします。五大栄養素の炭水化物、脂質、たんぱく質、ビタミン、ミネラル（カルシウム、鉄など）を軸に、一食ごと、もしくは1日の食事のバランスを考えてみてください。くれぐれも、炭水化物は糖と食物繊維でできていて、白米で摂取できるのはおもに糖であることをお忘れなく。前述した通り、大麦などの雑穀を加えたり、また、白米を冷まして食物繊維と同じ働きをする難消化性でんぷんを増やした状態にして食べるのが、腸内細菌のエサを増やす食べ方です。

腸内細菌の中には、ヒトには消化できないものを好物にする菌もたくさんいます。腸内には多様な菌がいますが、私たちがエサを与えないと活性化しません。

さらに、菌は単独ではなく分業制です。菌によって役割が違うので、様々な種類の菌が活性化するように、食物繊維だけではなく、食事全体での栄養バランスも整えることが大切です。

4
章

「腸漏れ」と
老化・
生活習慣病

1 老化と生活習慣病を呼び寄せる「腸漏れ」とは？

◇その「疲れやすさ」や「だるさ」、腸漏れの初期症状かも

腸には、体の維持に必要な栄養をはじめとする有益なものを取り込み、それ以外のウイルスや病原性細菌、ホコリ、アレルゲン、未消化の食べ物などの異物が体内に侵入しないようにブロックするための機構が整っています。

前述のように、腸管は「絨毛」という無数のヒダが覆っており、そのヒダの表面は「上皮細胞」と呼ばれる細胞がスクラムを組むようにぴっちりと接合していて、危険な異物を体内に入れない関門としての役割を果たしています。ところが、何らかの原因によってそのスクラムが緩んで、ヒダの隙間から異物が侵入してしまうことがあり

【健康な腸壁・「腸漏れ」している腸壁】

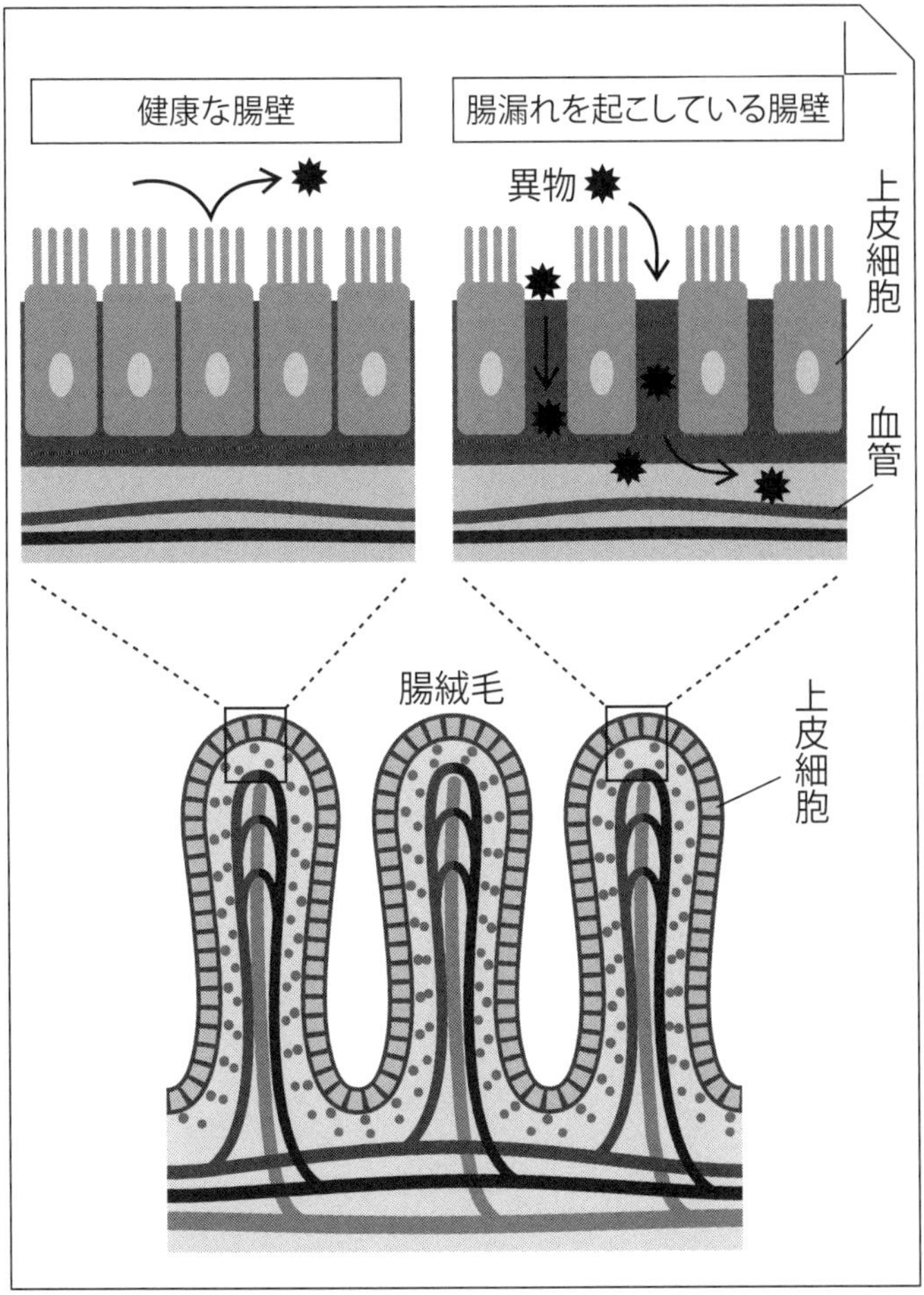

ます。それを**「腸漏れ（リーキーガット）」**といいます。

「腸漏れ」は、腸だけでなく、全身にとっても一大事です。

普段も強靱《きょうじん》なスクラムの間を縫って異物が侵入することはありますが、その場合には腸にいる免疫細胞が異常を察知し、対処をするため、異物の侵入が大きな問題になることはめったにありません。しかし腸漏れになると、門が開きっぱなしの状態に。**普段からは考えられないレベルの大量の異物が侵入し続ける**ことになります。

異物が侵入し続けるわけですから、**免疫細胞は異常を察知し続けることになり、結果としてオーバーワーク状態に陥って、炎症を起こします。**風邪を引くと熱が出るように、炎症（熱）を起こして異物を一気に片付けようと機能するのです。

一番の問題は「開きっぱなしの門」です。門が開きっぱなしであれば異物は侵入し続け、炎症も起き続ける。炎症が慢性化すると、腸は本来の免疫機能を果たせなくなります。さらには、異物は腸から血液中に流れ出て、全身の器官にも侵入してしまいます。そして各器官でも炎症を起こすため、**「体の調子がなんか悪い」「疲れが抜けな**

い」「だるさや微熱が続く」といった全身症状が表れてきます。

◇気づいたころには生活習慣病!? 腸漏れの恐ろしい影響とは

「ちょっとだるい、くらいの不調なら大したことはない」と思うかもしれませんが、それは早計です。

たしかに腸漏れによる慢性炎症は、急性炎症のような激しい痛みや高熱が出るわけではありません。「すぐに病院に行こう」とは思わない程度の静かな症状ですが、その**「静かさ」が問題**なのです。

「ちょっと最近、疲れているな」くらいの実感しかない間に異物が全身をめぐって、各器官にジワジワとダメージを与えます。たとえるなら、低温やけどのようなものです。気づいたころには大ダメージで、しかもそうした炎症が体のあちこちで起きていて、細胞や組織を傷つけていき、そしてあるとき、「病気」となって現れます。

肝臓がダメージを受ければ疲れやだるさがよりひどくなり、そのままにしておけば慢性肝炎、さらに悪化すれば肝硬変になりかねません。

脳で炎症が起きれば、脳細胞の萎縮につながって認知症の一因になります。

そのほか、腸漏れは糖尿病・動脈硬化・がんなどとの関連も示唆されています。詳しくは後述しますが、もし**原因が思い当たらない疲れやだるさ、微熱が続くことがあったら、腸漏れを疑ってみるのも一つ**だと思います。

◇腸漏れと腸内環境悪化の、酸素をめぐる負のサイクル

腸漏れの原因でもあり、さらに問題を連鎖的に引き起こすのが腸内細菌叢の悪化です。健康な腸は酸素とエネルギーを大量に消費して、つねにウネウネと動いています。これが「ぜん動運動」です。しかし、食物繊維不足などで腸がエネルギー不足になり活動が低下すると、酸素の消費量が減ります。便秘時にはこんなことが起きているのです。

さらにバリアが緩い腸漏れ状態になると、使われなかった酸素が腸に漏れ出てしまいます。そうして腸内環境はどんどん悪化していくことになります。

「多少の酸素が、そんなに大きな問題になるの？」

と思われる方もいるかもしれません。実はこれが、腸にとっては大問題です。

小腸は位置的に酸素が入ってくる環境で、もともと酸素が多少あっても生息できる有用菌がいるとはいえ、そうした菌の多くは通性嫌気性菌。もともと酸素を好む性質(好気性)ではないのです。したがって、酸素量が増えたら、生息する菌が変化します。

さらに、大腸は通常無酸素なので、いるのは酸素を嫌う有用菌(偏性嫌気性菌)ばかりです。酸素が入ってきたら、それまでいた有用菌は生息できなくなり、逆に酸素があると生きられる好気性の有害菌が増えます。その代表が「大腸菌」です。**食中毒を引き起こす病原細菌の多くも好気性の有害菌で、腸内の酸素量が増えると増殖しやすくなります。**

小腸・大腸ともに、**有害菌が増えて有用菌が減ると、それまで有用菌が生み出してくれていた恩恵を受けられなくなります。**その代表は、短鎖脂肪酸。有用菌の働きで生み出されているものですから、有害菌の増加によって、生み出される短鎖脂肪酸の量も減るのは当然です。

短鎖脂肪酸は、腸内を弱酸性の状態に保って有害菌の繁殖を防ぐ働きをはじめ、エネルギー源として腸の活動を支えています。腸漏れの原因の一つは腸のエネルギー不足ですが、腸漏れにより有用菌が減り、エネルギー源である短鎖脂肪酸がさらに減ることで、ますます腸漏れが進みます。

また、短鎖脂肪酸は免疫細胞の機能をコントロールする役割も担っていますが、腸漏れになって腸内環境が悪化すると、その役割を果たせなくなります。それによって免疫細胞のオーバーワーク状態が加速してしまい、炎症が悪化する一因になってしまうのです。

このように、様々な形で私たちの良好な腸内環境の維持に寄与してくれている短鎖脂肪酸が減れば、体にどんな影響が及ぶかは、いうまでもありません。

【「腸漏れ」から始まる負の連鎖】

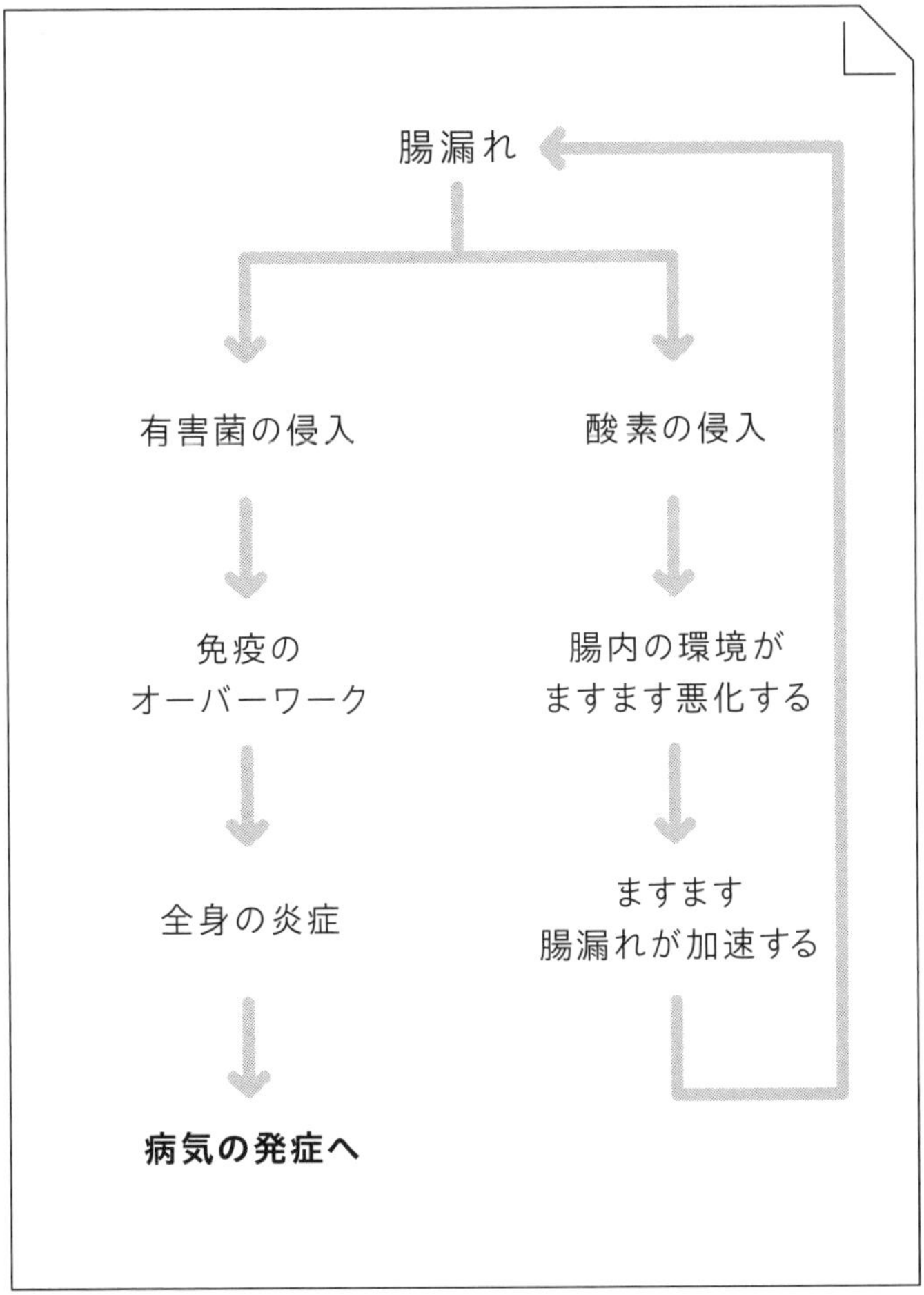

2 腸漏れの「4つの原因」

◇腸漏れが先か、腸内環境悪化が先か

腸漏れによって酸素が入ってきたから腸内環境が悪くなった、といえると同時に、腸内環境が悪かったから腸漏れになって酸素が入ってきた、ということもできます。どっちが先か後かを限定するのは難しいですが、腸漏れが起きるおもな原因として、

①老化
②有害菌の増殖
③短鎖脂肪酸を生み出す有用菌のエサ不足
④腸管の表面を覆う粘液の減少

という4つが挙げられます。それぞれの原因について見ていきます。

①老化

老化を改めて言語化すると、加齢とともに脳や神経・筋肉・骨・血管・臓器など、体のあらゆる器官の機能が低下して、恒常性が失われていくことといえます。腸も例外ではなく老化してその機能が下がり、腸漏れも起こりやすくなってしまいます。

なお、高齢者になると便秘になりやすい一因も、老化の影響で腸のぜん動運動が衰えるためです。

②有害菌の増殖

有用菌と有害菌には、好きな環境に違いがあります。先ほどその一つとして、「酸素との関係性」を紹介してきましたが、もう一つは、「酸に対する耐性」の違いがあります。

有用菌は短鎖脂肪酸などの酸性物質を自らつくり出すぐらいですので、多少の酸があっても大丈夫です。一方、有害菌の多くは一般に酸が嫌いです。

そのため、有用菌が多く存在し、短鎖脂肪酸が多くつくられていると腸内は弱酸性に保たれ、酸性環境が嫌いな有害菌の増殖が抑えられています。しかし、有用菌が減って腸内の酸性環境が保てなくなると有害菌が増殖します。

こうした腸内細菌叢の乱れを生むおもな原因は、老化もありますが、食生活の乱れも見逃せません。バランスのよい食事ができていればよい腸内細菌バランスとなり、52ページで説明した「菌のリレー」がスムーズに行なわれて、有益な短鎖脂肪酸が生み出されます。しかし、逆もまた然《しか》り。**腸内細菌叢が偏って乱れていたらリレーはつながらず、短鎖脂肪酸も生み出されません。**

③短鎖脂肪酸を生み出す有用菌のエサ不足

短鎖脂肪酸をつくり出す菌のリレーには、有用菌のエサであり、かつ短鎖脂肪酸の材料となる食物繊維やオリゴ糖の供給が欠かせません。バランスのよい食生活は、有用菌のエサという点でも重要です。

④腸管の外壁を覆う粘液の減少

腸管の外壁は、有害な異物に対して最初に接する部分で、「ムチン」というネバネバした粘液で覆われています。

食物繊維を十分に摂取していれば何の問題もないのですが、実は食物繊維が不足すると、**腸内の菌はムチンを食べ始めてしまう**ことが知られています。その結果、粘液が減少して腸の外壁が壊れやすくなり、腸漏れが起きてしまうのです。

このようにお話しすると、多くの方は、「私たちの体に棲みついている菌が、エサの食物繊維不足で、私たちの体を守る成分そのものを食べてしまうなんて」とショックを受けられますが、これが、今までお話ししてきた、「菌とヒトとの共生」の実際です。菌は「ヒトの体を守ろう」としているわけではなく、とにかくエサを確保したいわけです。それが食品か粘液かを見分けることはしません。

私たちがエサをちゃんと供給しないと、有用菌が減ってしまうだけでなく、残った有用菌も腸のバリアである粘液をエサとして消費し、私たちの体に悪影響を与えていくことになるのです。

時間の経過とともに進む自然な老化は仕方がありませんが、「②有害菌の増殖」「③短鎖脂肪酸を生み出す有用菌のエサ不足」「④腸管の外壁を覆う粘液の減少」については食生活の改善によって改善することができます。

有用菌は、活性状態を保つことで、仲間の有用菌も増えていきますから、食事が腸に与える影響は計り知れません。腸にいい食習慣は、第3部で紹介しています。さっそく今日から取り入れて、腸内環境の改善を始めましょう。

3 糖尿病・動脈硬化・がんと腸漏れ

◇糖尿病は、腸内細菌叢が生み出している!?

腸漏れは、多くの病気との関連が指摘されています。**がん・急性心筋梗塞・脳血管疾患といった三大疾病だけでなく、高血圧性疾患・糖尿病・肝疾患・腎疾患・慢性膵《すい》炎《えん》を含む八大生活習慣病と深く関わっている可能性がある**のです。この項目では、特に様々な疾病の引き金となりやすい糖尿病と動脈硬化、そしてがんについてお話していきます。まずは糖尿病です。

炭水化物などが消化されるとブドウ糖になり、ブドウ糖は腸から吸収されて血液に入ります。それを「血糖」といいます。血糖の濃度である血糖値を一定に保つために、膵臓《すいぞう》からインスリンというホルモンが分泌されます。インスリンは筋肉や脂肪組織、肝臓に作用して、糖の吸収を促します。

そのインスリンの分泌量が低下したり、「インスリン抵抗性」が高まってインスリンの作用が十分に発揮されなくなったりして、血糖値が下がりにくい状態になる病気が「2型糖尿病」です。

膵臓のインスリンを出す細胞が壊れてしまう1型糖尿病とは、原因も治療法も大きく異なり、2型糖尿病は中高年に多く発症し、原因として加齢・過食や肥満・運動不足・ストレスが挙げられます。

2型糖尿病に腸内細菌叢が直接影響することは、2006年、アメリカ・ワシントン大学の研究グループによって科学的に実証されました。[※1]

それ以降、糖尿病の病態においても、有用菌の代謝産物である短鎖脂肪酸の重要性が明らかになっています。

われわれの研究でも、前述した通り、肥満と2型糖尿病を発症した高脂肪食マウスに有用菌（ブラウティア菌）を与えることで肥満と糖尿病症状が抑制され、その腸内では短鎖脂肪酸が増加していたことを確認しています。

◆痩せていても糖尿病になる人、太っていても糖尿病にならない人の差

2型糖尿病には腸内細菌叢や短鎖脂肪酸だけではなく、実は**腸漏れによる免疫のオーバーワーク**も関わっています。腸漏れによって有害な異物が血液中をめぐり、筋肉や脂肪組織、肝臓で炎症が起きていると、インスリンの作用が十分に発揮されない状態（インスリン抵抗性）を招き、それらが本来すべき血糖を取り込む働きを果たせなくなって糖尿病を発症することがあるのです。

2型糖尿病になる原因として肥満が挙げられますが、**痩せていても発症する人も少なくなく、その原因の一つには腸漏れによる免疫のオーバーワーク**が考えられます。

◇腸漏れが「血管」に与える悪影響と脳梗塞・脳出血・心筋梗塞

動脈硬化とは文字通り、「動脈が硬くなる状態」のことです。弾力性のなくなった血管がもろくなることで、破れて出血してしまったり、詰まって血流が妨げられたりして大きな疾病を引き起こします。

動脈硬化は加齢や肥満・高脂血症・喫煙・運動不足などの危険因子が重なることで発症リスクが上がるといわれ、なかでも血液中のコレステロールが大きく影響します。いわゆる「悪玉コレステロール（ＬＤＬコレステロール）」が血管内に溜まると、血管の壁に「プラーク」と呼ばれるコブのようなものができます。そのコブによって、血流が細くなったり血圧が上がったりし、血管が硬化していって血管障害が起きてしまうのです。

「ＬＤＬコレステロール」は細胞膜やホルモンの材料として必要なもので、誰の血液中にも存在しますが、余って酸化し〝ほんとうの悪玉〟に変わると、通常は、有害なものとして血液中をパトロールしている免疫細胞が処理します。そのため、健康な状態では血液中の悪玉コレステロールが問題になることはさほどありません。

ところが、腸漏れによって有害な異物が血液中をめぐっていて、別のところでも炎症が起きている人は、その前提が変わってきます。血管に入り込んで溜まった悪玉コレステロールを処理したくても、免疫細胞の手が回らなくなってしまいます。それで血管のプラークはより厚くなり、血管全体への悪影響も大きくなるのです。これが、腸漏れが動脈硬化を悪化させる理由です。

肥満や高脂血症などの危険因子が重なっている人ほど、腸漏れの悪影響は大きくなる恐れがあります。

動脈硬化は、全身の様々な動脈で起こり得ますが、**特に怖いのが、脳動脈と心臓の冠動脈**で、脳動脈で起きた場合は脳梗塞や脳出血などに、心臓の冠動脈で起きた場合は心筋梗塞などの原因になります。どちらの場合も命を脅かす重大な疾病です。腸漏れを予防・改善することで防げる可能性があるとすれば、取り組んでおいて損はありません。

◇がんと腸漏れ――腸漏れで「遺伝子のコピーミス」が加速する

私たち人間の体は、つねに細胞が分裂をくり返しており、新しい細胞と古い細胞が入れ替わっています。

このコピーがつねに正確に行なわれていればよいのですが、一定の確率でコピーミスが生じています。ただし、そうしたコピーミスが即座にがんにつながるわけではありません。多くの場合、突然変異した細胞は自力では生きることができなくなり自然消滅するか、免疫細胞に有害な異物として認識され、排除されます。

ところが、**消滅せずに異常増殖する場合もあって、その異常増殖した細胞ががん細胞**なのです。

がんは、その発症において、

①炎症ががん細胞そのものの発生に関わるパターン
②がん細胞が免疫細胞の働きを抑えてしまうパターン
が知られています。ここに腸内環境が関わっている可能性があるのです。

一つは、腸漏れによる炎症が引き起こすがんです。炎症が起こると免疫細胞から活性酸素などが産生されます。活性酸素は、病原体に対して遺伝子などを破壊することで生体防御に働く物質ですが、病原体だけではなく私たちの細胞が持つ遺伝子にも損傷を与えてしまいます。

これにより、遺伝子のコピーミスも起こりやすくなり、がん細胞が発生しやすくなります。

これが①の、炎症ががん細胞そのものの発生に関わるパターンです。

◆がん細胞vs.免疫細胞――勝負の行方を決めるものは？

②のがん細胞が免疫細胞の働きを抑えてしまうパターンには腸は関係していないの

か、というと、そういうわけではありません。**腸漏れではなく、腸内細菌が間接的に関わっています。**

がん細胞の中には、免疫細胞の働きを抑えようとするものがいます。京都大学の本庶佑教授らが2018年にノーベル生理学・医学賞を受賞した「免疫チェックポイント阻害薬」というのは、その「がん細胞が免疫細胞を抑える働き」をブロックして免疫が働くようにするものです。

これに関連して、ここ数年で、ある種の腸内細菌が免疫チェックポイント阻害薬の作用を助けることがわかってきました。免疫チェックポイント阻害薬がよく効いた人たちは腸内に共通する腸内細菌がいたほか、腸内細菌叢の多様性が高かったことが、2018年にいくつかの研究グループから報告されたのです。※2

これらの結果は、**免疫細胞を対象にしたがんの治療と腸内細菌叢が関わっていること、腸内細菌に働きかけることでがん治療をより効果的に行なうことができる可能性を示している**といってよく、今、まさに期待が集まっている分野であることはまちがいないでしょう。

4 肌荒れと老化、そして腸との関係

◇腸が肌に与える影響は大きい

腸の影響が目に見える形で現れやすいのが、「肌」の状態です。「年齢は肌に出やすい」というのは多くの人が感じている通りで、腸漏れによって血液中に流れ出た有害な異物が皮膚細胞に回って起こった炎症は、肌荒れの原因の一つです。

そのほか、紫外線などの外部からの影響もまた、細胞にはダメージとして蓄積して、肌荒れを引き起こしています。

「自分は男だから、肌荒れなんて関係ない」？　いえいえ、そんな考えはあらゆる面でもう時代遅れです。

◇肌の老化に免疫が関わるわけ

さて、肌で起こった炎症を鎮めたり、紫外線などダメージを受けた細胞を片付けたりするのも、免疫細胞の仕事です。

では、その免疫細胞が腸漏れでオーバーワーク状態だとどうなるでしょうか？免疫細胞の攻撃対象の見分けが甘くなり、**本来は排除する必要のない、健康な細胞にまで影響を与えてしまう**のです。その結果、**肌にはシミやシワができる**ことも。

実際、肌においては、免疫が働きすぎることで肌の老化が引き起こされているケースも多いのです（免疫の働きすぎによる大きな問題については、5章で取り上げます）。

鏡を見て「シワが急に深くなった」と感じたときこそ、免疫細胞のオーバーワーク状態を疑ってみてください。

オーバーワーク状態というのを言い換えると、〝過剰に活性化した状態〟のこと。活性化と聞くといいイメージが湧くかもしれませんが、免疫細胞が活性化するのは有害な異物が侵入しているとき。有害物質との戦いが体のどこか（多くは全身）で引き起こされているのです。

その上、新たな排除対象が加われば過剰な活性化状態になり、勢い余って排除しなくていい細胞にまで悪影響を及ぼしてしまうことも少なくありません。

皮膚の細胞は、紫外線を浴びてダメージを受けると免疫細胞に排除されます。通常は過剰に活性化することはなく、正常な細胞に悪影響を及ぼすこともありません。しかし腸漏れによる炎症が起きていて通常の状態でない場合、正常な細胞にまでダメージを与え、その結果、紫外線などの刺激に弱くなり、コンディションが崩れやすくなるのです。

これは皮膚に限らず、どの器官にもいえることです。つまり、**腸漏れによる炎症は、全身で病気を発症しやすいベースをつくってしまう**のです。

Column 4

歯周病は、腸の免疫を経ない有害菌の侵入路。早急な治療が大切です

定期的な歯科検診に通っていますか？「忙しくて、なかなか行けていない」という方も少なくないのではないでしょうか。そんな方はご注意を。30代以上では、3人に2人が「歯ぐき」に何かしらのトラブルを抱えているともいわれます。[※3] ここでは、歯ぐきの代表的なトラブル「歯周病」と腸についてお話しします。

「腸の専門家から、なぜ歯周病の話？」と思われるかもしれません。しかし、腸の健康に気をつけるに当たって、歯周病は無視できません。どれだけ腸の健康に気を配っても、歯周病を放置してはその効果は半減してしまいます。歯周病は、全身の病気と密接に関わっているのです。

そもそも歯周病は、「歯周病菌」によって引き起こされます。歯周病菌は、歯と歯

Column 4

歯周病は、腸の免疫を経ない有害菌の侵入路。早急な治療が大切です

茎の間にある歯周ポケットに潜り込んで、歯肉の血管から全身をめぐります。

通常、食事と一緒に入った菌は腸で免疫の防御機能によって排除され、体内に侵入できないようになっていますが、歯周病菌は歯肉からダイレクトに体内に侵入。「腸漏れ」のような現象が、口の中で起きてしまうのです。

腸漏れと同様に、歯周病菌は、体中に散らばることで、糖尿病・動脈硬化・心筋梗塞・脳梗塞などの原因となったり、悪化を招いたりしてしまいます。

毎日の歯磨きでは、歯ブラシだけでなくデンタルフロスや歯間ブラシを活用して、口の中を健康に保ちましょう。特定非営利活動法人・日本歯周病学会によると、「一番大事なのは、どの歯磨剤を使うかではなく、炎症の原因となっているプラークを取り除くように、丁寧なブラッシングで磨き残しを少なくすること」とあります。※4

腸漏れ予防とともに、歯周病対策にも取り組んでみてはいかがでしょうか。

5章

免疫（腸）vs. 新型コロナウイルス感染症そしてアレルギー

1 感染症　重症化を防ぐカギは腸にあり!?

◇流行していても感染しない人、発症しても重症化しない人

新型コロナウイルス感染症は、私たち全員の生活を大きく変えました。しかし、少なくとも**「発症」と「重症化」という点では、その影響は「誰でも同じ」ではありません。**

クラスターが発生した集団にいても、感染しない人がいます。また感染しても、重症化しない人もいます。

同じ環境で、同じ病原菌にさらされているのに感染する人としない人がいるのはな

ぜなのでしょうか。あるいは、感染してもほとんど症状が出ない人もいれば、重症化してしまう人もいるのはなぜなのでしょうか。どうして年齢によって、重症化リスクは異なるのでしょうか。

テレビの情報番組などでは「免疫力の問題」とひとくくりにされてしまいがちですが、ここではその免疫力の問題を詳しく見ていくことにします。詳しく見ることで、**「免疫の状態を整えるために、私たちがすべきこと・できること」がわかります。**

◇腸は「学習」し続けている

腸と免疫、腸内細菌と免疫の関係性は、これまでくり返しお話ししてきました。腸の免疫がしっかり働いているということは同時に、腸の免疫の働きをコントロールする腸内細菌も、しっかり働いていることを意味します。腸には体全体の半分以上もの免疫細胞が集中していて、おもに飲食を介し、異物が侵入してきていないかをパトロールしています。

ここまで、「免疫細胞」とひとくくりにお話ししてきましたが、より詳しくいうと、免疫のシステムには「自然免疫」と「獲得免疫」の2種類があります。

自然免疫は、体内にウイルスや病原細菌、ホコリ、アレルゲンなどの有害な異物が侵入しようとすると第一に反応して、異物の種類にかかわらず働きます。異物に対する最初の防御壁で、体内への侵入を阻止しようとするわけです。

免疫細胞のうち、マクロファージや好中球、ナチュラル－キラー（NK）細胞などが自然免疫の中心的な役割を果たします。

一方、獲得免疫は、免疫の「記憶」能力を用いたシステムです。免疫細胞は、過去に侵入したことのある異物を記憶していて、次に侵入してきたときに迅速かつ強力に攻撃します。獲得免疫は異物に対する第二の防御壁で、自然免疫で防ぎきれなかったときに働きます。

免疫細胞のうち、T細胞とB細胞が獲得免疫の中心的な役割を果たします。

腸は前述の通り「体内の入り口」であり、全身の半分以上の免疫細胞が集まっていますが、腸での免疫の働き方は、ほかの部位での働き方と少し違います。ほかの部位では免疫は、異物の種類にかかわらずとにかく体への侵入を防ごうとしますが、**腸の免疫は異物すべてを攻撃することはしません。**

なぜなら、栄養や有用菌などは、異物であっても吸収もしくは共存しなければいけない有益なものであり、腸の免疫はそれらの異物を利用できるようにすることが、もう一つの重要な仕事だからです。

有益なものは攻撃しないどころか許容し利活用して、有害な異物のみ攻撃する（免疫寛容）。このような**高度な異物の選別ができるのが腸の免疫の特色**です。

◇腸は免疫の「教育機関」

インフルエンザウイルスや新型コロナウイルスなどのワクチンは、獲得免疫の「記憶力」を利用しています。病原体の一部をワクチンという形で接種しておくと、その一部を持つ本当の病原体に感染しにくくなったり、感染しても症状が軽く済むようになったりします。それは、**獲得免疫がワクチンとして投与された病原体の一部の情報を記憶しているおかげで、本物の病原体が入ってきたときに迅速かつ強力に攻撃するように教育されているから**です。

腸は獲得免疫を教育するために、あえて病原体の侵入を少しだけ許して学習する仕組みも備わっています。まずは敵か味方かを選別しないといけませんし、敵の場合はどんな敵なのかをある程度把握しないと対応することができないからです。そのため**腸は、免疫細胞の学校のような機能を果たす臓器でもあります。**

外敵について教育され、獲得免疫が増えれば増えるほど、防御力が上がります。教育された獲得免疫は腸内に留まり続けるわけではなく、全身をめぐってほかの部位でも活躍します。**1章で、腸内細菌は多様性が重要という話をしましたが、免疫も同じで多様性がカギになる**のです。

◇免疫細胞と腸内細菌

腸内の免疫細胞の「教育」は、腸内細菌の刺激によって活性化されることが、マウスの実験で明らかになっています。

腸内細菌がいないマウスは免疫機能が非常に未発達です。しかし、そのマウスに腸内細菌を投与すると、免疫機能が活性化しました。

そのほか、ヒトにおいても腸内細菌の違いがワクチンの効果に影響を与えることも示されています。

こうしたことが意味しているのは、**腸内細菌が免疫の活性化について、少なからず重要な影響を与えている**ということです。

われわれの研究でも、腸内細菌による免疫細胞の活性化メカニズムを明らかにしています。例えば、腸内細菌の多くは便の中にいますが、腸における免疫細胞の学校ともいうべき「パイエル板」という場所には、「アルカリゲネス（*Alcaligenes*）」と呼ばれる菌が存在していることを発見しました。

普通、菌が入ってくると免疫細胞が働き排除されるわけですが、不思議なことにアルカリゲネス菌は排除されません。そのメカニズムとして、菌の成分の一つである「リピドA」が特殊な構造を持っていることが重要だとわかりました。アルカリゲネス菌のリピドAは、免疫細胞を適度に活性化することはできるのですが、自らが排除されるような過剰な免疫反応を引き起こすことがなく、私たちの体の中で共生していけるのです。[※1]

現在われわれは、このアルカリゲネス菌のリピドAをワクチンの免疫増強剤であるアジュバントとして開発を進めているところです。

さらに、菌体成分だけではなく、菌が分泌する「メンブレンベシクル」や「エクソソーム」（どちらも膜小胞という物質の仲間）にも免疫活性があることがわかっています。

例えば、関西大学の片倉啓雄教授と山崎思乃准教授らのグループは、植物由来の乳酸菌サケイ（*Lactobacillus sakei*）が産生するメンブレンベシクルに、腸管の免疫を活

性化する働きがあることを動物実験から明らかにしています。[※2]

◇「食中毒やがんを防ぐ免疫細胞」を活性化する腸内細菌が明らかに

最新の研究では、どの免疫細胞がどの病気に強いか、その免疫細胞を活性化させるのはどのような腸内細菌なのか、といったこともわかってきています。

慶應義塾大学の本田賢也教授の率いる研究チームは、健常な人の糞便からCD8T細胞という免疫細胞を活性化させる11種類の腸内細菌（11菌株）を特定しました。これら11菌株は大きく二つに分類できます。バクテロイダーレス（*Bacteroidales*）目という種類の7株と、それ以外の菌4株です。

その11種類の菌をマウスに投与した結果、食中毒などを起こす病原細菌に対する感染抵抗性と、がん細胞に対する抗がん免疫応答が高まることが明らかになりました。[※3]

この11菌株は希少な細菌で、公開されているメタゲノムデータベースを照合した結果、11株が生息する健常な人は極めて少なかったようです。持っていないのは残念ですが、言い換えれば、**腸内細菌にアプローチする形で、感染症やがんの予防・治療法の開発の進展が期待できる**ということです。

新型コロナウイルス感染症のようなパンデミックは、今後の人類社会でも起こり得るだろうといわれていますが、こうした研究によって、今回のような大惨事を防げる可能性も高まっていきます。

2 「高すぎる免疫力」が人体に及ぼす悪影響

◇免疫は「高める」ではなく「整える」が正解

さて、この免疫に関してですが、メディアなどで取り上げられる際にはよく、

・免疫の働きを高める
・免疫力を上げる

という言われ方をします。このようにいうと、**免疫力を高めれば高めるほどいい、というイメージがあると思います。しかし実は、そうとは限りません。**

前述した通り、腸の免疫は特別で、有害な異物と有益な異物を選別します。有害な

病原体に対しては攻撃して排除し、有益な栄養や腸内細菌に対しては自らの働きを制御して、排除することなく利用できるようにします。

ところがこの**抑制のための免疫システムが誤作動を起こして、異常な反応をしてしまう場合**があります。それがアレルギーで、例えば、通常、免疫が花粉に対して過剰に反応しないようにしているのに、正常に機能せず反応してしまうことで起こるのが花粉症です。食物アレルギーも、原因物質の食品（卵・牛乳・小麦・ナッツ・魚介類などに含まれるたんぱく質）に免疫が誤作動し、過剰に反応することで起こります。

過剰反応を起こしてしまうのは、**制御と攻撃のバランスが崩れているから。それは言い換えれば「アレルギーの原因物質に対する免疫力が高すぎるから」**です。つまり、バランスをとることが、過剰反応を起こさないでアレルギーにならないカギ。

活性化と抑制のどちらか一方が強くてもバランスはとれないので、私は、免疫は高めるだけではなく、**「整える」ことが重要**だというようにしています。

◇新型コロナ——重症化に至る大きな原因としての「免疫の暴走」

新型コロナウイルス感染症の重症化には、いくつかパターンがあること、そしてそのうちの一つが、「高すぎる免疫力」、つまり免疫の暴走と密接に関わっていることを知っていますか？

新型コロナウイルス感染症を発症後、致命的な呼吸不全に陥るケースの原因は、ウイルス感染によって引き起こされる「サイトカインストーム」という免疫の暴走状態であることがわかっています。サイトカインとは細胞から分泌されるたんぱく質で、体内にウイルスが侵入すると増え、まわりの免疫細胞を刺激して攻撃するように促します。

何らかの理由で免疫が暴走し、サイトカインが止まることなくつくられ続け、増えすぎて嵐（ストーム）のように正常な細胞まで攻撃してしまうことがあります。

新型コロナウイルスの場合は、ウイルス感染が起こった肺で、免疫の力でウイルスがいなくなったあとも免疫細胞の活性化が続き、サイトカインストームによる免疫の暴走の結果、肺の細胞が傷ついて呼吸不全に陥るといったケースが相次ぎました。**新型コロナウイルスに対処するための体内の機構が、自分自身を攻撃してしまっている。その原因は免疫の暴走にある、**というわけです。

免疫は何に対して、どの程度働くのか、ということが重要です。**怠けすぎも働きすぎも両方よくありません。**

免疫学的には、病原体に対する反応力を一定レベル以上に保ちつつ、有益な異物や自分自身、環境因子には過剰に反応しないようにする、というのが理想の状態といえるでしょう。

◇新型コロナと腸内細菌の関係

新型コロナウイルス感染症と腸内細菌との関係については、国内外の研究グループから多くの報告がされています。

例えば、新型コロナウイルスの発生初期に当たる2020年2月から8月にかけてコロナウイルスに感染した22名の方を対象にした東京大学のグループの研究では、感染者は、健常者と比較してフィーカリバクテリウム（*Feacalibacterium*）属の菌の減少などの腸内細菌叢の変化があり、さらに血液中では重症化との関係が知られる炎症性サイトカインが上昇していることが報告されました。[※4]

この研究は、相関関係を示しただけで因果関係は不明ですが、フィーカリバクテリウムは代表的な酪酸産生菌が存する属で、酪酸は炎症の抑制に働くTレグ細胞（制御性T細胞）を誘導することから、フィーカリバクテリウムが減り炎症性サイトカインが増えているというのは、妥当なデータだと思われます。

さらに2022年10月には、東京医科大学のグループが中心となり、コロナウイルスに感染し、かつ重症となった患者の方では、口腔由来細菌が多く、逆に酪酸産生菌が少ないこと、実際に便中の短鎖脂肪酸も少ないこと、さらにはアミノ酸や神経伝達物質などにも違いがあることを報告しました。[※5]

本研究でも、腸内細菌叢の違いによる短鎖脂肪酸やアミノ酸の代謝物質、神経伝達物質の違いが、新型コロナウイルスの感染に伴う過剰な免疫応答の制御因子になっている可能性が提示されたことになります。

これらの情報は新型コロナウイルスに感染した方を対象にした研究から得られたものですが、サイトカインストームなどの免疫暴走は、その他のウイルスなどの感染症でも観察されます。**腸内細菌叢の状態は、その他の感染症においても、重症化しやすいリスクの高い患者を見分けるための指標になるかもしれません。**

3 アレルギーの原因は腸にあり？

◇「衛生仮説」――アレルギーの増加と腸内細菌

花粉症などのアレルギーの人が増えている、と聞いたことがある人は多いかもしれません。厚生労働省や環境省のサイトでも引用される、全国の耳鼻咽喉科医師が中心になって行なったアレルギー性鼻炎（花粉症と通年性アレルギー性鼻炎）の実態調査※6によると、たしかにその傾向が見られます。

１９９８年のアレルギー性鼻炎の有病率合計は29・8％で、２００８年は39・4％、２０１９年は49・2％。10年ごとに10％ずつ増えていて、**今や2人に1人はアレルギ**

ー性鼻炎ということになります。

花粉症に特化しても、1998年の19・6%から、2008年には29・8%、2019年には42・5%と、**20年で倍以上**に増えています。

こうしたアレルギー性疾患が増えた原因としてよく挙げられるのが、「現代生活は微生物と接触する機会が少ないから」という説です。「衛生仮説」といわれるもので、「日常的にいろいろな微生物に触れて刺激を受けることで免疫機能が発達しやすく、アレルギーになりにくくなる」と考えられています。※7

例えば、スギ花粉による花粉症の場合。杉林がある山間部に住んでいるほうがはるかに発症しやすいはずなのに、実際は都会に住んでいる人のほうが多く発症しています。この理由の一つとして、山間地域で家畜などを飼っている場合、その糞便が乾燥して空気中に舞い、それを人も吸っている可能性などが挙げられます。その中には微生物の死がいなどが含まれており、そういう「異物」に触れる機会が多いほど免疫が鍛えられて、アレルギーになりにくい、というわけです。

そうした説を踏まえて、コロナ禍になっていつでもどこでも除菌し、菌に触れない生活になったことで、「これからアレルギーの人が増えるのでは？」と懸念する声も挙がっています。

衛生仮説に対しては賛否両論ありますが、腸という視点で見ると「いうまでもなく有害な病原体がいるような不潔な環境は論外。しかし、除菌が徹底された無菌状態のような環境だと、免疫機能が発達しにくくなる」といえます。

私たちの腸内には100兆個もの腸内細菌がいますが、膨大な数の菌たちと共生している以上、多様な菌と適度に接触のある環境が自然であると思います。

現在では、衛生仮説から発展した「腸内菌叢仮説」が有力です。腸内菌叢仮説とは、**腸内細菌の多様性が私たちの免疫の発達や制御に重要な役割を果たしているという考え**です。逆に、偏った腸内細菌叢は**「ディスバイオーシス」**と呼ばれ、アレルギーだけではなく、様々な病気の発症に関わっていると考えられています。※8

◇腸内環境を整えることがアレルギー対策につながるわけ

先ほど、「免疫は制御と攻撃のバランスが大切」というお話をしました。**免疫がバランスを保ってしっかり働いている、ということは、免疫の働きをコントロールする腸内細菌もしっかり働いていることを意味します。**

例えば有用菌がつくり出す短鎖脂肪酸の酪酸は、免疫が異物に対して過剰反応しないように制御する働きをします。より正確にいうと、Tレグ細胞という種類の免疫細胞の中で過剰反応を抑える細胞を誘導して、免疫が働きすぎないようにしています。

逆もまた然りで、免疫の働きがよくなければ、腸内細菌もちゃんと働いていない可能性が高いと考えられます。有用菌が活性化して増えるように、食生活を見直しましょう。

◇アレルギー症状を抑えるポストバイオティクス

有用菌の代謝物であるポストバイオティクスとアレルギーとの関係性も、近年明らかになってきています。例えば「アルファケトエー（αKetoA）」はポストバイオティクスの一種ですが、これにはアレルギー性皮膚炎の症状を抑える作用があることを、われわれが動物実験から明らかにしました。※9

この研究では、健康によい油として注目されている亜麻仁《あまに》油やエゴマ油を対象に、これらの油に多く含まれるオメガ3脂肪酸が免疫に与える働きを調べました。オメガ3脂肪酸は体内で合成できない必須脂肪酸で、有名なのはα－リノレン酸、DHA、EPAという3つです。サプリメントにもなっているので知っている人も多いと思いますが、オメガ3脂肪酸は生活習慣病の予防をはじめ、血流や認知機能の改善など、多くの健康効果があります。

そのオメガ3脂肪酸の一つであるα-リノレン酸が腸内細菌によって代謝されると、アルファケトエーが生み出されます。そして、アルファケトエーは免疫細胞の一つであるマクロファージに作用して、アレルギー性皮膚炎の症状を抑えることを、マウスとカニクイザルの実験で明らかにしました。

さらに、**アルファケトエーがマクロファージの活性化を抑えることで、ひいては2型糖尿病の病態も抑えられる**ことがわかったのです。

アルファケトエーはヒトの糞便中でも検出されます。個人差があるものの、オメガ3脂肪酸を多く摂取することで、アルファケトエーの産生量も増加することがわかっています。今後、ヒトでの効果を検討していきたいと思っています。

Column 5

「死菌」は有用菌のエサになる

ヨーグルトや乳酸菌飲料のCMなどで、「菌を生きたまま腸まで届ける」といったキャッチコピーを見聞きしたことがあると思います。

実は、ほとんどの菌は胃酸に弱いため、口から食べても腸までは届きません。冒頭の商品では、そうした性質を踏まえ、優れた菌の選定や特殊製法によって、「生きたまま腸に届く」ようにしています。そうした工夫があるからこそ、「菌を生きたまま届ける」ことがアピールポイントになっているのです。

なお、菌は熱や胃酸で死滅してしまうものの、死滅した菌が「すべて無駄」というわけではありません。死んだ菌でも免疫を刺激することができますし、そのほかにも腸内にいる有用菌のエサになって、短鎖脂肪酸の産生に貢献することもあります。生きた菌のように有用な物質をどんどんつくって、仲間の菌を活性化して増殖の手伝いをするとまではいきませんが、ちゃんと存在価値はあるのです。

6章

脳腸相関
腸はどこまで
脳に影響を
及ぼしているのか？

1 メンタルと腸内細菌の意外な関係

◇「認知症やうつ病の人の腸内は乱れている」という事実からわかること

「脳腸相関」――腸と脳は互いに密接に影響し合っていて、脳が変われば腸も変わるし、腸が変われば脳も変わり得るという考え方――は今、注目度の高いテーマとして、国内外で研究が進められています。

まだ明らかになっていないことが多いのが現状ですが、それでも1章で紹介した通り、腸内細菌と認知症の関わりを示す多くの研究結果が報告されています。例えば、認知症の人と認知症でない人の腸内細菌を比較するとそれぞれに特徴があること、それには食事が関係する可能性があること、また、腸内細菌が生み出す乳酸に認知症リスクを低下させる作用があることなどです。

さらに認知症と、その前段階ともいうべき軽度認知障害の方でも腸内細菌の変化が認められたことから、認知症になる前から腸内細菌に変化が生じて、それが認知症の発症に影響している可能性が指摘されています。※1

同様の研究は、うつ病や統合失調症といった精神疾患でも行なわれています。

うつ病の人の腸内細菌叢については、2016年に国立精神・神経医療研究センターの相澤恵美子氏らの研究グループが**うつ病の人の腸内には、そうでない健常の人に比べてビフィズス菌や乳酸菌が少ない**ことを報告しています。※2

この研究では、43人のうつ病の人とそうでない57人の腸内細菌を調べて比較したところ、うつ病の人の腸内にはビフィズス菌も乳酸菌も、有意に少ないという結果でした。この結果から、有用菌が少ないと、うつ病リスクが高まることが示唆されています。

こうした研究から、脳の機能や精神状態と腸内の環境には何かしらの関係性があるだろうとはいえるものの、一方では、病気になると食欲が落ちたり偏食傾向に陥ったりしやすいため、そうしたことで特徴的な腸内細菌叢になっているとも考えられます。病気になったから腸内細菌叢が変わったのか、腸内細菌叢が変わったから病気になったのかを明らかにするのは、容易ではないのです。

ただし、**因果関係がわからないから意味がない、何もいえないということではありません。**「どっちが先かはわかっていないけど、腸内細菌叢を改善すると病態も改善するのではないか」とは考えられるからです。こうした可能性から、国内外で、うつや自閉症に対する治療として食事療法や糞便移植が試みられています。こうした研究の先に、本当に効く治療法の発見の可能性があるのです。

◇メンタルの安定と腸内細菌

さて、このように因果関係やメカニズムなど、まだまだ未解明なことも多い脳と腸との関係ですが、マウスを用いた実験では、**腸内細菌がメンタルの安定性に影響を与える**ことが示されています。

スウェーデンとシンガポールの研究所のチームは、腸内細菌を持たない無菌マウスと、腸内細菌を持つマウスの成長を観察しました。その結果、腸内細菌を持たないマウスは成長すると攻撃的になり、危険を伴う行動を示すことがわかりました。[※3]

さらに、同チームは腸内細菌を持たないマウスに、成長時期をずらして腸内細菌を投与する実験も行ないました。成長初期の段階で投与されたマウスは、もともと腸内細菌がいるマウスと同じような行動を示したといいます。しかし、成長が進んだ成熟期に投与されたマウスは、腸内細菌がいないマウスのように攻撃性の強い行動を示したそうです。このことから、研究チームは**腸内細菌が脳の初期の成長に影響がある**と結論づけています。

同じことがヒトにもいえるかどうかは定かではありませんが、「腸内細菌が生物の行動パターンを変える」という、とても興味深い研究結果だと思います。

2 腸内の「神経」ネットワーク

◇腸管神経系――「腸の中の神経ネットワーク」とは？

「神経ネットワーク」と聞くと、多くの方は脳をイメージすると思います。たしかに脳は神経ネットワークの集合体で、それによって私たちの複雑な思考が可能になっているからです。

実は**腸にも、神経ネットワークが存在します。**腸には、脳に次ぐ多さの神経細胞が集まっていて、「腸管神経叢」という網目状の神経ネットワークを組んでいます。これにより、**自律的に消化・吸収・排泄に関わるぜん動運動を起こしたり、消化液などの分泌物の調整をしたりすることができる**のです。

極度の緊張からお腹が痛くなったり、お腹を下したりすることもあります。なぜ緊張などのストレスを感じるとお腹を下すのかというと、ストレスによる不安や緊張が腸に伝わって、ぜん動運動が過度に促されることが一因です。

また、腸の神経細胞は、腸内の水やナトリウムなどの電解質の吸収をコントロールしていますが、ストレスにより誤作動を起こすと、水や電解質の量が増えることも原因の一つとして考えられます。

◇腸と脳をつなぐ神経ネットワーク

腸内の神経ネットワークの情報は、腸内で留まるものではありません。自律神経系や、ホルモンや細胞から分泌される物質（サイトカイン）などによって脳にも情報が伝わります。

これが、脳と腸が互いに影響し合う「脳腸相関」の基盤になり、例えば腸内細菌叢が乱れたり、腸の免疫機能が低下するなどのトラブルが生じたりして、その異常が脳に伝わると、不安感などの精神的な症状として現れます。

◇「幸せホルモン」は腸でつくられる

1章で、ストレスを緩和する作用で知られる神経伝達物質のGABAが、脳内だけではなく、実は腸内でもつくられる話をしました。GABAも有用菌が生み出すポストバイオティクスの一つです。

そのGABAと同様に、心身を落ち着かせる作用があるセロトニンというホルモンも、その大部分は、**実は脳内ではなく腸内でつくられています。**

セロトニンは「幸せホルモン」ともいわれ、この別名で知っている人も多いでしょう。セロトニンは、食事から摂取されるアミノ酸の一種のトリプトファンをもとにして生成される神経伝達物質です。

腸内で生成されたセロトニンは、腸を刺激してぜん動運動を促すほか、大腸菌などの有害菌の毒性を下げる可能性があることも報告されています。

セロトニンは朝から夕方まで分泌されて、夕方から翌朝にかけては、セロトニンを原料にしてメラトニンというホルモンが生成されます。メラトニンは「睡眠ホルモン」ともいわれ、寝つきの良し悪しに関わります。

セロトニンの分泌が減ると、メラトニンの分泌も減り、概日《がいじつ》リズム（体内時計）が崩れる一因になります。

そうならないように**トリプトファンを多く含む大豆や卵、乳製品などを積極的にとる**ことが一つ。さらに、腸管の内側の粘膜に、セロトニンを分泌する細胞が存在していて、その分泌を促す役割をポストバイオティクスの短鎖脂肪酸が担っていることもわかっています。ですので、有用菌が短鎖脂肪酸をたくさん生み出してくれるように、**有用菌のエサとなる食物繊維やオリゴ糖の摂取を心がける**ことも、もう一つの大切なポイントです。

◇自律神経が整うと腸の働きがよくなる

私たちの体の中には無数の神経があり、内臓や血圧、呼吸、体温、体液（唾液・

汗・涙）の分泌など、体の機能を自律的にコントロールしているのが自律神経です。腸内でも分泌されるセロトニンによって概日リズムが整うと、自律神経も整います。さらに、自律神経が整うと腸の働きもよくなります。腸のぜん動運動をコントロールしているのは自律神経だからです。

自律神経は、交感神経と副交感神経の二つに分けられます。ご存じの方もおられると思いますが、簡単に説明すると、交感神経は日中の活動時をはじめ、緊張やストレスを感じたときに優位になります。

逆に、副交感神経は夕方以降の夜間や睡眠中など、リラックスしているときに優位になります。この二つの神経がシーソーのように、交互に優位になるのが理想的で、概日リズムが整うとともに、心身のバランスも取りやすくなります。また、便秘の人には、この切り替えがうまくできていない人が多いといわれます。

3 直接働きかけるのが難しい脳に、腸からアプローチ

◇腸を「最初のステップ」として私が勧める理由

この章では、腸と脳のつながりと今後の可能性を中心にお話ししました。わかっていないことも多く含まれているので、「脳を変えるには、腸から変えればいい」と断言することはできません。

そもそも、脳が何からの影響を大きく受けているのか、どの経路からどんなアプローチをすれば健康的になるのかは、まだ研究途上。「脳の老化を防ぐ」という名目のトレーニングや食品の効果についても、なかなか判断するのが難しいのが実際です。

しかし**腸に働きかけるのは、誰にとってもシンプルですし、脳よりアプローチしや**

すいことは確かです。

なぜなら、食べるものを変えることこそが最も効果のある腸から脳へのアプローチだからです。

まずはセロトニンやメラトニンの材料となるトリプトファンを多く含む大豆や卵、乳製品などを積極的にとること。そして、有用菌が短鎖脂肪酸をたくさん生み出してくれるように、有用菌のエサとなる食物繊維やオリゴ糖の摂取を心がけましょう。

そう、**腸は、「健康になりたい・健康を保ちたい」「老化を防ぎたい」という人が真っ先にアプローチできて、しかも効果も期待できる臓器**なのです。

Column 6

「幸せホルモン」セロトニンも免疫同様、「多すぎ」に要注意

5章で、免疫は高めるでも上げるでもなく、「整える」ことが重要、という話をしました。免疫を高めすぎると誤作動を起こして、本来反応しなくてもいい食品成分にまで過剰反応するようになった結果、アレルギーになるからです。

それと同じように、腸でたくさんつくられ「幸せホルモン」といわれるセロトニンも、分泌しすぎるのは問題です。というのも、セロトニンは腸のぜん動運動を促す作用があるため、分泌量が多すぎると下痢の一因になってしまうのです。逆に、少なすぎると便秘の一因に。

だから、セロトニンも多すぎず、少なすぎずが○。何事も「ほどほど」がいいのです。

第3部

実践
腸と腸内細菌を最大に生かす3つの戦略

7章

最高の腸内環境は食事でつくれる

1 いい菌をとる×増やす×いい働きをさせる

◇食で菌が変わる。腸が変わる。体調と体質が変わる

本書ではこれまで、腸と腸内細菌の可能性、そして様々な健康との関連についてお話ししてきました。その背景には、腸と腸内細菌の世界の面白さを知ってほしいということももちろんありますが、腸と腸内細菌の性質を、みなさんの毎日の生活に生かしてほしいという強い思いがあります。

口に入れるものが変われば、腸内細菌が変わり、体調が変わり、体質が変わってきます。体調や体質に関して悩みのある方はもちろん、「健康の維持」や「長生きのた

め」といった漠然とした目的であっても、これから紹介する3つの戦略を活用すれば、実感をともなって体が変わってくるはずです。

ここでは、最高の腸内環境をつくるための3つの戦略を提案します。具体的には、**「いい菌をとる」「いい菌を増やす（菌が喜ぶエサを与える）」「食べ合わせの工夫で菌にいい働きをさせる（ポストバイオティクスの産生をうながす）」**という、腸内細菌への3つのアプローチです。

前述してきたことをおさらいしつつ、実践的な情報を加えて順々に解説します。ぜひ、できるものから実践してみてください。

2 戦略1：いい菌を摂取する

◇「発酵食品」はいい菌の宝庫

腸内環境を変えるには、「今いる菌にしっかり働いてもらう（菌の活性化）」か、「持っていないいい菌を新たにとる」かの二つがおもなアプローチになります。菌の活性化については「戦略2」に譲るとして、ここではまず「いい菌を摂取する」方法を見ていきます。

いい菌を摂取する方法はとてもシンプルです。いい菌＝有用菌であるビフィズス菌・乳酸菌・糖化菌・酢酸菌・酪酸菌がたくさん含まれる**ヨーグルトや納豆などの発酵食品を食べる、ということに尽きます。**

発酵食品の代表としてヨーグルトと納豆を挙げましたが、そのほかにも発酵食品は世界中にたくさんあります。甘酒、ぬか漬け、キムチ、チーズ、アンチョビ（イワシを塩漬けにして発酵させてからオイル漬けにしたイタリア由来の保存食）、ザワークラウト（キャベツを発酵させたドイツの漬物）、テンペ（「大豆ミート」への注目度の高まりとともに知られてきた、大豆を使ったインドネシアの発酵食品）などもそうですし、味噌やしょう油・酢・トウバンジャン・ナンプラーなどの調味料も、発酵でつくった食品です。

また、珍味として知られるものには発酵を用いたものが多く、沖縄の「豆腐よう」や、魚を米などのデンプンと発酵させる「なれ寿司」、中国由来の「臭豆腐」なども有名です。

この**「発酵」という技術は、人類にとって「火」と並ぶ発明の一つ**だったのではないか。腸を研究していると、このようにも思えてきます。

それにはいくつかの理由があります。第一に、狩猟や収穫によって得た食物を長期保存できるようになること。第二に、発酵によって有用菌を増やせること。第三に、発酵により、菌がつくる有用物質を食事として摂取できるようになることで、栄養価や機能を高めてくれることです。そして最も大事なことが、風味を増強する、つまり、おいしくなることです。やはり、私たちがうまいと感じることができなければ、これだけの長い期間、人々の生活に根付くことはなかったと思います。

私たちが腸内細菌とともに生きてきた背景には、発酵による様々なメリットとの関わりもありそうです。

◊食べ方・選び方で菌の働き方が変わる

日本人は古くから発酵食品を多く食べてきていました。われわれの研究所では、発酵食品の未知なる力の解明を目指して、発酵食品に含まれる菌や有用物質について調べています。まだ始めたばかりですが、得られた結果にはいろいろと驚かされます。

例えば納豆。スーパーに行くと様々な種類の納豆が売られていますよね。実は、種

【代表的な発酵食品】

- 納豆
- ヨーグルト
- 甘酒
- ぬか漬け
- キムチ
- チーズ
- アンチョビ
- ザワークラウト
- テンペ
- 豆腐よう
- なれ寿司
- 臭豆腐
- 味噌・しょう油・酢・トウバンジャン・ナンプラーなどの調味料

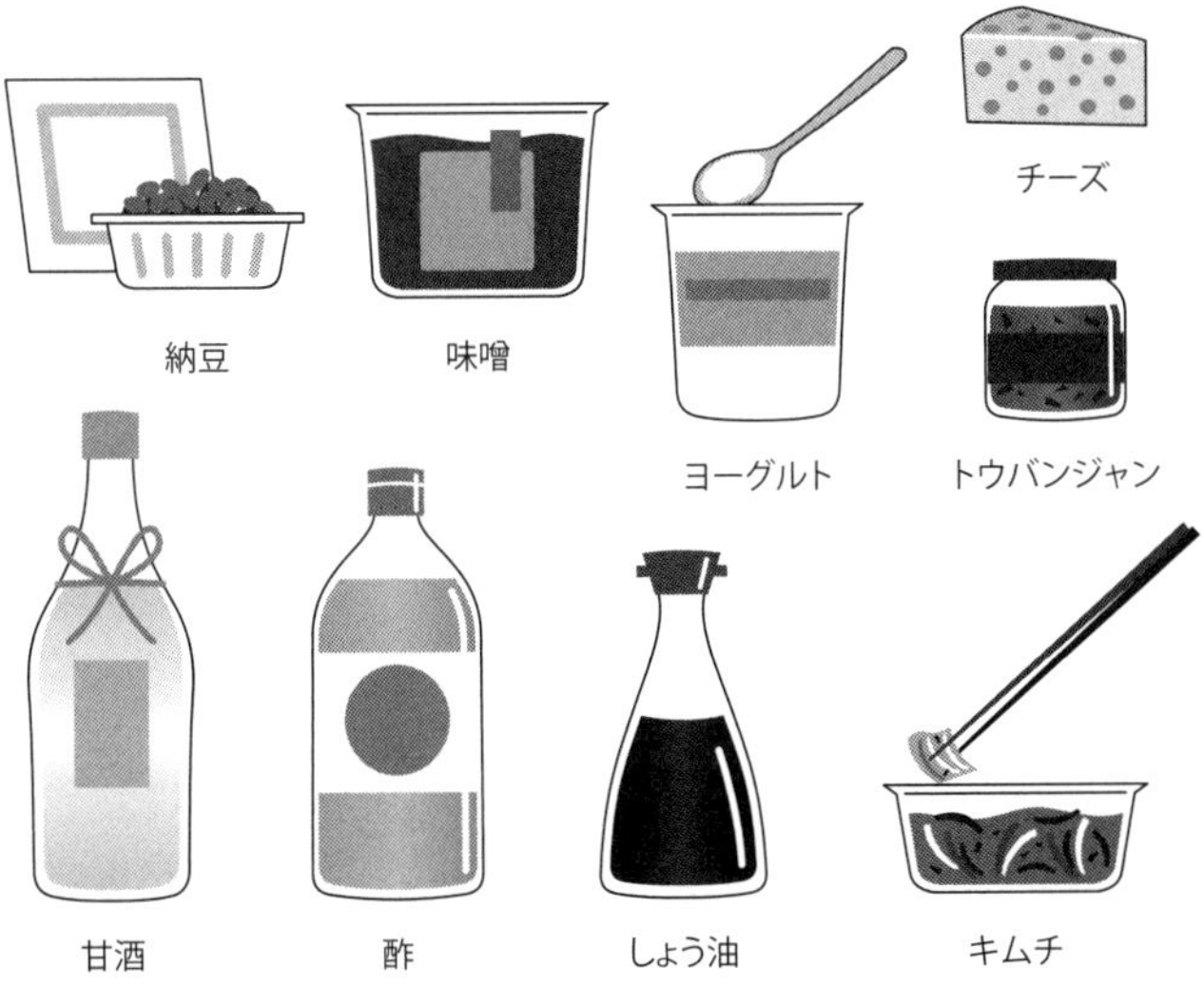
チーズ
納豆
味噌
ヨーグルト
トウバンジャン
甘酒
酢
しょう油
キムチ

類によって味などが違うのと同じように、納豆菌の有用物質をつくる能力も千差万別だということがわかってきました。

発酵食として、一概にどれを選んだらいいかとはいえないのですが、傾向としては「伝統食として長く残っているのは、体にいいものが多く含まれていそう」とはいえそうです。

また、発酵食品を別の食材と組み合わせることで、有用な物質の産生を促し得るということがわかってきましたが、その組み合わせるタイミングも、大切なポイントのようです。

例えば、「お酢」。お酢は酸性ですので、物質をつくり出す酵素の働きを止めてしまうことがあります。ですので、調理の早いタイミングで酢をかけてしまうと、よい代謝物をつくる酵素が働かなくなり、つくられる代謝物が減ってしまいます。

逆に、酢によって分解する酵素の働きを抑えることもあるので、よい代謝物がつくられたあとに酢を加えるのがよさそうです。

どのタイミングがよいかというのは代謝物によって違うので一概にいえないのです

が、たとえ見た目はほとんど同じでも、酢などの調味料を「いつ」加えるのかで、得られるものも変わってくるというのは、面白いと思いませんか。

現在は、料理研究家や高校の家庭科部の学生さんなどと協力して、発酵食品を有効活用するための調理方法なども考案中です。

◇ヨーグルトも納豆も「継続的に食べる」ことが大事なわけ

食品やサプリメントから摂取する菌の多くは**「通過菌」**といわれ、**基本的に腸内に定着することはありません。腸内にいるのは、3日間ぐらいから、長くて2週間程度**だといわれます。

「え、通り過ぎるだけ？」と思われる方もいるかもしれませんが、もちろん、通過中に何もしないわけではありません。食物繊維を糖に分解したり、糖から短鎖脂肪酸を生み出したり。さらには常在する自前の腸内細菌を助けて有用菌の増殖に一役買いつつ、有害菌の繁殖を抑えるなど、様々な働きをします。通り過ぎながら、「お助け菌」のごとく活躍をしてくれるから、腸内環境が改善するわけです。

中には、ズバ抜けて生命力が高い菌など、通過せずに定着する菌もいるかもしれません。常在菌と類似した菌ほど定着しやすいといわれます。定着しやすいかどうかは人それぞれの腸内環境によりますが、常在菌も簡単には場所を譲らないでしょう。棲み心地のいい腸内ほど、新参者には厳しいかもしれません。

菌を摂取する目的は、腸内に定着させることではなく、常在している有用菌にいい刺激を与え、徐々に環境をよくしていくことです。その意味で、**「いい菌を一度とったから大丈夫」とはならず、習慣的に菌をとり続けることがカギ**になります。

◇貴重な菌・働いてほしい菌ほど、「デザート」でとる

朝食にヨーグルトだけを食べるという人や、昼食をとる時間がなくてヨーグルトド

リンクでしのぐ、という人がいます。たしかに便利ではありますが、それはとてももったいない食べ方です。

発酵食品は、**食後のデザートや間食として食べることをお勧めします。**なぜなら、空腹時は多く出ている胃酸の影響を強く受けてしまうので、せっかくの菌が死滅して、生きたまま腸まで届かない可能性が高いからです。

特に、朝は胃酸が多く出ています。朝食に発酵食品をとるという人は、野菜や果物、ゆで卵などを少しでもいいから胃に入れてから発酵食品を食べるといいでしょう。

その点では、デザートとして食べられるヨーグルトはお勧めです。特に**夜、眠る前にとる**といいですね。睡眠中は副交感神経が優位になって、腸の働きが活発になる時間帯です。そのタイミングでいい菌を入れておくと、腸にもいい影響を与えやすいと期待されます。カロリーが気になる人は、低脂肪タイプやカロリーオフのもの、または整腸剤で乳酸菌を摂取するといいでしょう。

3 戦略2：菌が喜ぶエサを食べる

◇腸内細菌にいい働きをさせるための「エサ」とは？

いい菌をとるだけでなく、**腸内に棲むいい菌のエサになるものを欠かさずとる。**これが、最高の腸内環境をつくる二つ目の戦略になります。

1章で解説した通り、有用菌が喜ぶ代表的なエサは、水溶性食物繊維と難消化性オリゴ糖です。食物繊維は、水に溶けにくい性質の不溶性と、水に溶けやすい水溶性の2種類あります。有用菌が喜ぶエサになる水溶性食物繊維は、**オートミールの原料であるオーツ麦、人気のもち麦を含む大麦**などに多く含まれています。

また、食物繊維は**海藻類**にも豊富に含まれます。水溶性食物繊維は、文字通り水に溶けて流れ出ますので、せっかくの食物繊維を余すことなくとるためには、味噌汁などに入れて汁ごととるとよいでしょう。

オリゴ糖にも消化性と難消化性の2種類があり、有用菌のエサになる難消化性オリゴ糖は**タマネギ、ゴボウ、バナナ、豆類、牛乳**などに含まれます。また、**豆類**や**イモ類**に含まれる難消化性でんぷん（レジスタントスターチ）は不溶性食物繊維なので、胃や小腸で消化・吸収されませんが、有用菌のエサになる性質をもつ、注目の食物繊維です。

白米も、冷ますと難消化性でんぷんが増えます。この点からすると、炊きたての状態ではなく、少し冷ましてから食べるのが、腸にはいいわけです。お弁当の白米も温めずに食べるのがいいかもしれませんね。

◇腸内細菌と加工食品

腸内細菌のエサという視点では、食材はなるべく「まるごと」食べるのがお勧めです。

多くの食品は、その製造過程で、もともとの食材がもっている栄養素が削られています。食物繊維は特に削られやすいものですが、それ以外にも腸内細菌にとっては不可欠なエサが削ぎ落とされてしまっている可能性があります。食物繊維を含んだ外皮を取って精製する穀物やそれを使用した加工食品はその典型例です。

また、最近使われることが増えてきた人工甘味料も腸内細菌にあまりいいとはいえなそうです。2022年にアメリカの『セル』という学術雑誌で、4種類の人工甘味料を2週間、摂取し続けた健康な成人は、腸内細菌の働きの低下が見られた、という論文が発表されました。[※1]

こうした点から、なるべく人工甘味料などを使用せず、食材がもつ有用成分を、余すことなく生かすほうが、腸内細菌を喜ばせることにつながるといえるでしょう。

◇食物繊維や難消化性オリゴ糖をしっかり食べる

4章で、腸のバリア機能が低下して有害な異物が体内に侵入する、「腸漏れ」について説明しました。そして、腸漏れが起きるおもな原因として、「①老化　②有害菌の増殖　③短鎖脂肪酸を生み出す有用菌のエサ不足　④腸管の内側の粘膜を覆う粘液の減少」という4つを挙げました。

③はこの項目で取り上げている「菌が喜ぶエサを食べる」という戦略そのものに関わりますが、「②有害菌の増殖」と「④腸管の内側の粘膜を覆う粘液の減少」も、エサが密接に関わっています。

まず腸内には、エサがちゃんとあると短鎖脂肪酸を生み出してくれる菌がいます。そして、そこで生み出された短鎖脂肪酸は、腸内を弱酸性に保つカギを握っています。短鎖脂肪酸が十分に産生され、弱酸性に保たれた腸内には、有害菌が繁殖しづらくなる。つまり「②有害菌の増殖」が抑えられるのです。

また、腸内細菌のエサである食物繊維や難消化性オリゴ糖が不足すると、菌たちは腸管の内側を覆うネバネバした粘液を食べてしまう、つまり、私たち自身がエサにされてしまう、というのは、前述のとおりです。これにより、「④腸管の内側を覆う粘液の減少」が起こり、腸漏れにつながってしまいます。こうならないためにも、食物繊維や難消化性オリゴ糖をしっかりとることは欠かせません。

4 戦略3：ポストバイオティクスを利用する

◇「菌の代謝物で健康になる」という新しい考え方

腸内では様々な菌が互いに影響し合っていること、菌の生み出した成分が腸内に限らず、私たちの全身によい影響を及ぼしていることは前述してきたとおりです。さらに第3の戦略として、**菌や菌の食べるエサだけではなく、菌が生み出す有用成分「ポストバイオティクス」に注目することを提案します。**

ポストバイオティクスをうまく活用する方法としては、「自分の腸内で、ポストバイオティクスが生み出されるのをサポートする」方法と、「ポストバイオティクスの成分の入った食品やサプリメントをとる」方法の二つが考えられます。

◇どうすれば腸内の菌が、「体にいいもの」をつくってくれるのか？

まずは、それぞれの腸内のポストバイオティクスの産生能力を高める、という視点からお話ししていきます。

みなさんの腸内では、様々な菌がいて、それらの菌がそれぞれに活動することでバランスがとられています。おそらく、GABAなど、すでに特定されているポストバイオティクスはごく一部で、**まだ誰も解明できていない様々なポストバイオティクスによって、私たちの体調は整えられている**はずです。

これを前提に考えると、「戦略1」「戦略2」以上に私たちがまず考えたいのは、様々なものを食べること。極端な食生活はしないことです。

腸の健康に欠かせない食物繊維も発酵食も、それだけしか食べないというような偏った食生活を続けると、かえって不調を招きかねません。その一つが「小腸内細菌増殖症（ＳＩＢＯ）」です。

様々な原因がありますが、その一つが、本来、腸にいいといわれる食物繊維や発酵食をとりすぎることにより、いつもだと少ししか菌がいない小腸において菌が増殖することで、お腹が張って苦しかったり、ゲップやおならが出たり、下痢をしてしまうなどの症状が出ます。

いいといわれるものはついやりすぎてしまいがちですが、何事も過ぎたるは及ばざるがごとし。偏った食事をせずに、いろいろなものをバランスよく食べるようにしましょう。

◇ビタミンB_1で「菌のリレー」をサポート

52ページで「菌のリレー」についてお話ししました。このリレーをサポートすることもまた、ポストバイオティクスを有効活用するための一つの重要戦略です。

例えば、食物繊維や難消化性オリゴ糖を最大限利用するためには、「ビタミンB_1」も不足なくとることが必要です。

菌のリレーの第1段階では食物繊維が糖に分解されますが、その糖を利用する工程で重要なのがビタミンB_1です。ビタミンB_1は、私たちの細胞が行なう糖代謝も助けるビタミンであると同時に、菌による糖代謝も助ける存在です。

われわれの最近の研究でも、ビタミンB_1の摂取が腸内細菌と短鎖脂肪酸の産生に影響を与えることが示されています。[※2]

実は、ビタミンB_1は菌もつくることができます。面白いことに、ビタミンB_1をつくる菌もいれば、自分ではつくらず、まわりの菌がつくったビタミンB_1を使う菌もいます。そのため、菌がつくるビタミンB_1だけでは十分な量が確保できないことがあります。**豚肉、大豆、玄米など、ビタミンB_1が豊富な食材をしっかり食べて、菌と菌の協働効果をサポートしましょう。**

◇普段の食事も一工夫するとポストバイオティクスを活用できる

食べ合わせによっても、ポストバイオティクスの効果をより高めることができます。

例えば、**玄米のおにぎりと納豆とヨーグルト**、という3つ。これらをコンビニで買って食べるのは、決して難しいことではありません。でも、こんな簡単な選択が、戦略的な食事例の一つです。

玄米には食物繊維と、菌のリレーをサポートするビタミンB_1が多く、納豆には食物繊維を糖に分解する納豆菌が豊富です。そして、ヨーグルトには糖から乳酸や酢酸を生み出すビフィズス菌や乳酸菌が含まれています。

おかずとして、生姜焼きや豚しゃぶ、とんかつなど豚肉を使ったメニューを選ぶと、リレーをサポートするビタミンB_1をさらに摂取できます。また、乳酸菌を含むキムチやぬか漬けを加えたり、ヨーグルトに水溶性食物繊維が豊富なオートミールを入れたりするのも戦略的な食べ方です。

また、**ヨーグルトや納豆などに亜麻仁油やエゴマ油を加えたり、魚を一緒にとったりする**ことも、ポストバイオティクスの効果が期待できる食べ合わせの一例です。

5章で亜麻仁油やエゴマ油に含まれるオメガ3脂肪酸が有用菌によって代謝される

と、炎症を抑える働きをもつ「アルファケトエー」というポストバイオティクスが産生される話をしました。

さらにわれわれの別の研究から、納豆菌などが含まれる枯草菌の中には、青魚に含まれるエイコサペンタエン酸（EPA）から、炎症を抑える働きのある「17、18－EpETE（エポキシエイコサテトラエン酸）」という物質をつくり出すことができる菌がいることを発見しています。[※3] このような組み合わせを意識的につくり出すことで、有用なポストバイオティクスをとることができるようにするわけです。

亜麻仁油やエゴマ油、魚に含まれるオメガ3脂肪酸は、体内でつくることができない必須脂肪酸で、優れた健康効果で知られています。油であることに違いありませんが、健康な人であれば、とりすぎなければまったく問題ありません。

ティースプーン一杯程度を目安に、ドレッシングとしてサラダにかけたり、納豆やヨーグルトの隠し味に使ったりするのもお勧めです。

◇サプリメントになったポストバイオティクス：エクオールとウロリチンA、HYA

次に、「サプリメントや食品で、直接ポストバイオティクスを摂取する」方法を見ていきましょう。ポストバイオティクスの研究は近年急速に進められており、**GABA以外にもすでにサプリメントとしての活用が始まっています。**

例えば女性の更年期症状を緩和する効果で知られる大豆イソフラボンの代謝物**エクオール**も、ポストバイオティクスです。

「女性の更年期症状の緩和には、大豆を食べるといい」と聞いたことがある方も多いのではないでしょうか。エクオールは、エクオール産生菌が大豆（大豆イソフラボン）に含まれるダイゼインという成分をエサにして生み出されますが、エクオール産生菌を持つ日本人女性は2人に1人で、50%といわれます。

中国や台湾など、大豆をよく食べる国は日本と同じような割合ですが、ヨーロッパ

やアメリカ、オーストラリアは30％前後にとどまります。[※4]

エクオール産生菌がいなければ、大豆イソフラボンからエクオールは生み出されません。つまり、大豆を食べても、たんぱく質や食物繊維による健康効果は得られますが、エクオールによって期待される効果が得られないことになるわけです。

そのことに着目したメーカーによって、エクオールを発酵生産して、サプリメントにしたものが売られるようになりました。

最近では、**ウロリチンA**というポストバイオティクスもサプリメントとして販売され始めています。ウロリチンAは、腸内細菌がイチゴやザクロなどのベリー類やナッツ類に豊富なエラグ酸というポリフェノールを代謝することで生み出される成分で、基礎研究のレベルでは、細胞活性を高めたり筋肉機能を改善したりする**アンチエイジング作用が報告**されています。[※5]

食品に含まれるエラグ酸からウロリチンAをつくり出すためには腸内細菌の条件が整う必要があることから、サプリメントとして製品化されたのでしょう。[※6]

本書でも、オメガ3脂肪酸からつくられるアルファケトエーを紹介しましたが、油もポストバイオティクスの材料として相性のよい食材で、油脂成分を発酵してつくり出した成分が、一部、すでにサプリメントとして販売されています。

研究レベルでも、いろいろな健康効果がわかってきており、例えば、京都大学の木村郁夫教授や小川順教授らのマウスモデルを用いた研究から、食用油に多く含まれるリノール酸を材料に乳酸菌がつくり出すポストバイオティクスである「HYA」に、血糖値上昇を抑える働きがあることが示されています。[※7]

こうした発酵生産されたポストバイオティクスは、今後増えていくと思われます。サプリメント選びは種類が多すぎて、どれを選んだらいいかわからない、という人もいると思いますが、選ぶ際には、「ポストバイオティクス」も視野に入れてみてはいかがでしょうか。

5 3つの戦略を最大化する食べ物・食べ方

◇二大発酵食品「納豆」と「ヨーグルト」の勧め

腸から健康になりたい方が最初に取り組むのにお勧めのものは何か。そう聞かれたら、私は、**「まずは納豆やヨーグルト」**と答えると思います。

それは、その二つともに、値段が手ごろ、スーパーやコンビニで手軽に買える、そのまま食べられる、という食生活に取り入れやすい三条件が揃っているからです。

そして、あなたがどんな腸・腸内細菌の状態であったとしても、発酵食品はそれ自体がいい効果を発揮しやすいと考えられます。

つまり、これまで紹介してきた最高の腸内環境をつくる戦略を最速で実践するカギを、この二つの食品が握っているのです。

そんな考えを支持する結果が、アメリカ・スタンフォード大学のチームの研究から得られています。２０２１年に、成人を対象にして10週間、①食物繊維が豊富な食事と、②発酵食品が豊富な食事を続けると、腸内細菌叢にどのような影響が現れるかを調べた研究です。※8

それによると、①の食物繊維が豊富な食事を続けたグループは、腸内細菌の増加を示唆するデータを得られ、②の発酵食品が豊富な食事を続けたグループでは、発酵食品の摂取量が増えるにつれて、腸内細菌の多様性が拡大することがわかりました。

最も多様性に影響を与えたのは、ヨーグルト、発酵カッテージチーズ、発酵野菜、コンブチャ（発酵ドリンク）などのうち、ヨーグルトの摂取だったと報告しています。

この実験は食物繊維と発酵食品が腸に与える影響を比較したもので、発酵食品の中で何が一番腸内細菌叢に影響を与えるか、ということを調べたものではありません。

また、アメリカは発酵食文化が発達しているとはいえず、発酵食品の種類が乏しいことも留意したい点ですが、それでも腸内細菌叢が弱っているような人の場合は、まず多量の食物繊維をとるよりも、いろいろな発酵食品を食べて腸内環境を整えたほうがいいといえるでしょう。

◇二大発酵食品①納豆

まず納豆ですが、納豆は大豆を納豆菌で発酵させたものです。

納豆菌は、**腸内で糖化菌として働き、食物繊維を糖に分解します。その糖がビフィズス菌や乳酸菌のエサになって「菌のリレー」が進み、ポストバイオティクスの短鎖脂肪酸の産生につながります。**

納豆菌は、リレーの一番手として重要な存在なのです。

さて、納豆は、食材として見た場合も優れています。まず納豆の原料である大豆はアミノ酸スコアが満点の100であり、さらに食物繊維もオリゴ糖も含まれています。食物繊維とオリゴ糖は、有用菌が喜ぶエサの代表です。つまり納豆は、いい菌が含まれると同時に、いいエサでもあるわけです。いわば、一人二役のマルチプレイヤーといったところでしょう。

伝統的な納豆の製法は、蒸した（またはゆでた）大豆を藁《わら》でくるみ、藁に生息・付着している納豆菌によって天然発酵させます。一方、スーパーやコンビニなどで売られるパックに入った納豆は、菌を添加して発酵させています。納豆はもともと、東日本の食文化だといわれていますが、製法の工夫で生産量を増やし、価格をおさえたこともあって、現在は広く手軽に手に入れられるようになっています。

先ほども少し述べましたが、それぞれの納豆に含まれている代謝物にも違いがありそうです。現在は、パックに入ったものが主流ですが、藁の納豆を食べてみたいという人は、ネットで購入できるのでぜひ一度試してみてください。パック入りのものより値は張りますが、味や風味、食感の違いを楽しめます。翌日のお通じにも違いがあるかもしれませんよ。

◇日本の伝統的健康食「納豆」と健康

さて、テレビや雑誌などで「健康にいい食品」として盛んに取り上げられている納豆ですが、その実力はどうでしょうか?

論文などをひもといてみると、納豆をはじめとする発酵大豆食品を摂取している人としていない人では、体質や体調、病気のリスクなどにどのような傾向があるのかという研究が盛んに行なわれていることがわかります。

例えば、発酵大豆食品と、高血圧リスクや高齢者の寝たきりの原因として多い股関節骨折のリスク、骨粗しょう症リスクなどとの関係性が明らかにされつつあります。[※9]

特に、大豆が発酵して納豆になる過程で産生されるビタミンK_2とスペルミジンは、今、世界でも注目される成分といえるでしょう。

ビタミンK_2は**2型糖尿病やがんのリスクを下げる**ことがわかってきており、またスペルミジンは**細胞の若さを維持するための再生システム「オートファジー」を促す**として、老化制御の分野で注目されているのです。

2014年にアメリカ国立老化研究所（NIA）が「寿命延伸に役立つと考えられる七つの方法の一つ」としてスペルミジンを評価、その後も多くの研究が発表されました。さらに2022年には加齢でスペルミジンが減少したマウスの血中スペルミジン濃度を高めたところ、抗がん免疫が高まったと報告されています。[※10]

納豆は、このスペルミジンを多く含む食品の代表で、1日50～100g（1～2パック）の納豆をとった人で、血中のスペルミジン濃度が大幅に増加した、と記されています。[※11]

残念ながら「日本独自の食文化」である納豆の研究は日本国内が中心となっています。そのため、次に挙げるヨーグルトのように、世界中で食され、さらに個別の菌の特性などについてまで調べるなど、膨大な研究が行なわれているわけではなく、自分に合った納豆探しの科学的な根拠は、まだ十分とはいえません。

しかし、納豆そのものに含まれる栄養素、さらには納豆菌がつくり出すポストバイオティクスなど、納豆が注目すべき食品であることはまちがいありません。

◇二大発酵食品②ヨーグルト

ヨーグルトは、原料となる乳を乳酸菌やビフィズス菌で発酵させたものです。一口に「ヨーグルト」、そして「乳酸菌」「ビフィズス菌」といっても実は種類は様々あり、乳酸菌の菌株によって、得られる効果が異なることがわかっています。この**多種多様な菌が使われていることは、納豆にはない強み**だと思います。

例えば近年では、整腸作用以外に、**「ストレス・緊張の緩和」「脂肪減少」「健康な人の免疫機能の維持に役立つ」「目や鼻の不快感を緩和」「尿酸値上昇抑制」「一時的な胃の負担をやわらげる」**[※12]などの機能性を表示する商品が増えました。こうしたヨーグルトの機能性を明記できるのは、特定保健用食品（トクホ）や機能性表示食品として販売されている商品です。

いずれも国のガイドラインに沿っていますが、トクホは「国に有効性と安全性を示して審査を受けた結果、許可を得たもの」、機能性表示食品は「国の定めるルールに基づいて、メーカーが必要な科学的根拠を届け出ることで表示できるもの」という差があります。そうした差はあるものの、根底にあるのは、**科学的なデータにもとづき「体のことを考えて選んで食べる」という発想**です。

腸内細菌は前述のように、たった一度よい菌をとればその菌が棲みつき、増えるといった単純なものではありませんが、自分が期待する効果を得るためには菌株を選んで食べることが、一つの戦略となります。ヨーグルトを選ぶ際にはぜひ、「効果（＝菌株）」に目を向けてみてください。

◇世界で研究が進む「ヨーグルト」。その底力は？

ヨーグルトは、世界中で食べられていることもあり、ヨーグルトとヨーグルトに含まれる乳酸菌やビフィズス菌などのプロバイオティクスに関する研究は、世界各地で活発に行なわれています。ここでは、戦略的にヨーグルトを選ぶための参考として、「腸内細菌叢の改善」以外のヨーグルトおよび乳酸菌の「効果」を紹介します。

ヨーグルトを8週間以上摂取し、複数株の乳酸菌を摂取した場合の結果が顕著だったとのことです。[※15]

④ヨーグルトでメタボが改善

ヨーグルトをはじめとする乳製品は、エネルギー、カルシウム、たんぱく質など栄養の点で食生活に貢献するだけでなく、脂質異常症、インスリン抵抗性、血圧上昇、腹部肥満など、糖尿病や心血管疾患のリスクを高めるメタボリックシンドロームの特徴を改善することが示されました。[※16]

⑤2型糖尿病のリスクが低下する

ヨーグルトを1日に80g～125gを食べている人は、食べていない人と比べて、2型糖尿病になるリスクが14%低いこと、[※17]ヨーグルトの摂取量が1日100g増えると高血糖のリスクが16%低下することが明らかにされています。[※18]

⑥心血管疾患のリスクとの関連性

フィンランドで1981人の成人男性を20年間追跡調査したところ、ヨーグルトなどの発酵乳を多く摂取しているグループは、心血管疾患のリスクが27%低いことがわかりました。一方、発酵していない乳製品を多くとっていたグループはリスクが52%高い結果となりました。[※19]

【最新の研究から：乳酸菌の代表的な健康効果】

① 抗酸化力＝アンチエイジング効果が高い

抗酸化力とは、皮膚のシミやシワをはじめ、がんや糖尿病、動脈硬化などの生活習慣病の原因とされる活性酸素から体を守る作用のことです。ヨーグルトに含まれる乳酸菌やビフィズス菌が抗酸化ペプチドという成分を生み出し、それが抗酸化力の高さに寄与することがわかっています。※13

② ヨーグルトを常食すると太りにくい

アメリカで、慢性疾患がなく肥満ではない男女12万877人を対象にして、ライフスタイルの変化と体重の変化の関係を4年間隔で調査したところ、全体として、年を経るごとに体重の増加が見られました。しかし、赤身肉、加工肉、野菜、ジャガイモ、ポテトチップス、果物、ナッツ、全粒粉、ヨーグルト、牛乳、清涼飲料水などの食品・飲み物の中で、ヨーグルトを常食する人たちで最も体重の増加が抑えられたと報告されています。※14

③ BMI（体格指数）とウエストの減少効果

788人の被検者を含む15の研究を解析した結果、乳酸菌やビフィズス菌などのプロバイオティクスによる総コレステロール値とLDLコレステロール値が低下して、BMI（体格指数）とウエストの減少が認められました。特に、

なお、様々な効果が報告されているヨーグルトですが、おおよそ100gぐらいが適量といわれています。体にいいからといわれていても、食べすぎは禁物です。

◇乳酸菌が生み出すポストバイオティクス「EPS」

ヨーグルトに含まれる菌のポストバイオティクスの基本といえるのが、乳酸菌がつくる乳酸、ビフィズス菌がつくる酢酸です。こうした酸は、先に触れたように腸内のpHを下げ、有害菌が棲息しにくい環境を整えます。

さらにヨーグルトには、他にも、研究が続々進んでいる、注目のポストバイオティクスがあります。その一つが「EPS」です。「exoplysaccharide／エキソポリサッカライド」の略で、日本語で「菌体外多糖」といいます。

EPSは菌から分泌・産生される多糖の総称で、ヨーグルトの「とろみ」をもたらすといわれています。もちろん乳酸菌はヨーグルトにとろみをつけるためにＥＰＳをつくっているわけではありません。ＥＰＳは、環境ストレスなどから菌自身の身を守る役割があり、生きていくために必要不可欠な物質です。それだけではなく、短鎖脂肪酸と同じように、ヒトへの健康作用があることもわかってきました。

特筆すべき健康作用は二つあって、一つ目は**食物繊維と同じように働く**ことです。ＥＰＳは菌体外多糖という名の通り、単糖が集まった多糖ですが、難消化性のため小腸で分解されずに大腸に届きます。そして有用菌のエサになり、短鎖脂肪酸の産生を促します。

まるで食物繊維と同じように働くことから、ＥＰＳは「乳酸菌がつくる食物繊維」といっても過言ではありません。

二つ目は、**免疫機能を高めて、インフルエンザや風邪のウイルスから、体を防御する**作用です。

ＥＰＳを生み出す乳酸菌の菌株はいくつかあり、それぞれ研究が進められています。

例えば、フィンランドで広く親しまれている伝統的なヨーグルト「ヴィーリ」は、スプーンですくうと伸びるほど粘りがあることが知られており、この粘りこそが、ラクトコッカス・クレモリス菌（*Lactococcus lactis subsp. cremoris*）が生み出したEPSです。ヴィーリのEPSは、**アンチエイジング・老化防止に重要な抗酸化作用や、アレルギーや糖尿病・高血圧・がんといった生活習慣病をはじめとする全身の様々な病気や不調の原因となる炎症をおさえる作用、免疫の機能を調整する作用**などが報告されています。[※20]

フィンランドは脂肪の摂取量の割には大腸がんが少ないとされますが、その背景にも、先進的ながん検診体制だけでなく、この国民的なヨーグルトに含まれるEPSが関係しているのではないか、という説もあるようです。

また、こちらもとろりとした食感のカスピ海ヨーグルトに含まれるクレモリス菌FC株が生み出すEPSでは、**インフルエンザウイルス感染後の生存率を上げる**作用[※21]、また、**大腸炎の症状を緩和する**作用[※22]が明らかになっています。

クレモリス菌以外にも、ラクトバチルス・ブルガリクス菌（ＯＬＬ１０７３Ｒ－１株）が生み出すＥＰＳで、免疫細胞のうち、ナチュラル－キラー細胞の活性化を促す働きがあり、その結果、**インフルエンザにかかりにくくなった**という報告があります。

ＥＰＳのいずれの作用も、現時点ではマウスで確かめられたものですが、たとえばラクトバチルス・ブルガリクス菌で発酵させたヨーグルトを8～12週にわたって食べた高齢者と同じ期間だけ牛乳を飲んだ高齢者とでは、ヨーグルトを食べた高齢者のほうが風邪を引くリスクが優位に低かったということが実験で明らかになるなど、人への影響についても徐々に明らかになっています。[※23]

乳酸菌が生み出すＥＰＳについては、その免疫調整作用に注目し、研究が進められているケースが多いようです。

◇あなたに合ったヨーグルトの選び方

ヨーグルトの健康効果、そしてヨーグルトと関連するポストバイオティクスの研究は、現在、急速に進められているところです。

では、たくさん種類があるヨーグルトを、どのように選べばいいのでしょうか。もちろん好みの味や値段のちょっとした差もあると思いますが、基本は**乳酸菌の菌株の種類、そしてその菌株が持つ機能から選ぶ**とよいでしょう。

244ページから、健康効果が期待される菌株を機能別に一覧にしました。名前は、「菌の属名・菌株の名前」になっています。商品のパッケージに印刷されていることが多いので、気になる機能がありましたら、確認してみてください。

菌の属名は「ラクトバチルス」「ラクトコッカス」「ビフィドバクテリウム」「ストレプトコッカス」の4つがありますが、「ビフィ」から始まる3つ目がビフィズス菌で、あとは乳酸菌に分類されるものです。途中まで同じでも、最後のアルファベットや数字が違うと機能も変わります。

例えば「ラクトバチルス・ガセリ菌」まで同じでも、ピロリ菌を減らすものと、内臓脂肪を減らすものがあるので、買うときは最後の「〇〇株」までチェックしましょう。

ちなみに、ヨーグルトはほんの十年ほど前までは「乳酸菌入りヨーグルト」と「ビフィズス菌入りヨーグルト」という大別だったと記憶しています（なお広義には、乳酸菌とは「乳酸をつくる菌」のことで、実はビフィズス菌も乳酸と酢酸をつくるため、乳酸菌に含まれます。ただし狭義で考えると、乳酸のみつくる乳酸菌と、短鎖脂肪酸の酢酸もつくるビフィズス菌はまったく違うものと考えられるため、別々に扱われています）。

また、菌以外にも、ＥＰＳのようなポストバイオティクスは、これからもどんどん研究が進んでいくと思います。**菌が生み出した有効成分を積極的にとることは、今後**

血圧を穏やかに下げる

ラクトバチルス・ヘルベティカス菌 CM4 株

免疫力を維持する

ラクトコッカス・ラクティス菌 JCM5805 株

ラクトバチルス・ブルガリクス菌 OLL1073R-1 株

ラクトバチルス・ペントーサス菌 B240 株

ラクトバチルス・パラカゼイ菌 MCC1849 株

アレルギーを緩和する

ラクトバチルス・アシドフィルス菌 L-92 株

ラクトバチルス・パラカゼイ菌 K71 株

ラクトバチルス・アシドフィルス菌 L-55 株

ラクトバチルス・プランタラム菌 HSK201 株

ビフィドバクテリウム・ラクティス菌 LKM512 株

参考文献：『善玉酵素で腸内革命』（國澤純・著／主婦と生活社）

【オススメの乳酸菌＆ビフィズス菌】

腸内環境を改善して、さまざまな健康増進作用をもたらす

ラクトバチルス・カゼイ菌シロタ株
ビフィドバクテリウム・ロンガム菌 BB536 株
ラクトバチルス・ラムノーサス菌 GG 株
ラクトバチルス・ジョンソニー菌 La1 株
ラクトバチルス・ブレビス菌 KB290 株
ラクトバチルス・プランタラム菌 L-137 株
ラクトコッカス・クレモリス菌 FC 株
ラクトバチルス・ブルガリカス菌 2038 株※24
ストレプトコッカス・サーモフィラス菌 1131 株※25

ピロリ菌を減らす

ラクトバチルス・ガセリ菌 OLL2716 株

内臓脂肪の蓄積を抑える

ラクトバチルス・プランタルム菌 OLL2712 株※26
ラクトバチルス・ガセリ菌 SBT2055 株
ビフィドバクテリウム・ラクティス菌 GCL2505 株

の私たちの健康のカギになるのはまちがいありません。

ひとくくりに「ヨーグルト」と見るのではなく、体調や目的に合わせて「菌」で選ぶ。そして、これからはポストバイオティクスも考える。これが、最新の研究を、ご自身の健康に生かす秘訣です。

さっそく今日から、「菌」で選ぶ腸内環境づくり、そして腸内細菌との素敵な共生ライフを始めてみてはいかがでしょうか。

Column 7

「3週間続ければ腸が変わる」

ヨーグルトや乳酸菌飲料の多くは様々な機能性を表示しています。本書でも、買うときには「期待したい効果」によって選ぶことをおすすめしました。

例えば、腸内環境を整える効果がある商品の場合、含まれている菌が常在する有用菌を刺激して活性化し、腸内環境をいい方向に変えます。内臓脂肪を減らす商品には、内臓脂肪を減らす成分を出す菌が入っています。

ただし、あくまでも食品で薬ではないので、1日や2日で実感できるような即効性はありません。自分の腸内細菌との相性もあるので、だいたい3週間ぐらい様子を見ながらとっていただくのがいいのではないでしょうか。

腸内環境の改善のみならず、ダイエット効果や肩こり解消、睡眠の質の改善など、なんでもすぐに効果を得たいと思うものですよね。でも、いずれも一定の時間がかかるもの。劇的な変化はむしろ危険だと思い、徐々に変わっていくことを期待してください。

なお、海外旅行などで、普段食べているものをまったく食べず、普段食べないものを食べ続ける環境になると、割と早く腸内環境が変わってくることが知られています。しかし、生体恒常性（ホメオスタシス）が働くため、元の生活に戻ると、また元の腸内環境に戻ります。ですので、早く変わることよりも、「確実に変わること」を楽しみにしながら続けましょう。

巻末注

【1章】

(1) Naoki Saji et al., "Relationship between dementia and gut microbiome-associated metabolites: a cross-sectional study in Japan" *Sci Rep*. 2020 May 18; 10(1): 8088.

(2) Naoki Saji et al., "Analysis of the relationship between the gut microbiome and dementia: a cross-sectional study conducted in Japan" *Sci Rep*. 2019 Jan 30; 9(1): 1008.

(3) Vayu Maini Rekdal et al., "Discovery and inhibition of an interspecies gut bacterial pathway for Levodopa metabolism" *Science*. 2019 Jun 14; 364(6445): eaau6323.

(4) Jonathan Scheiman et al., "Meta-omics analysis of elite athletes identifies a performance-enhancing microbe that functions via lactate metabolism" *Nat Med*. 2019 Jul; 25(7): 1104–1109.

(5) 腸内細菌学会「用語集　プロバイオティクス」https://bifidus-fund.jp/keyword/kw030.shtml

(6) 腸内細菌学会「用語集　腸内細菌によるビタミン産生」https://bifidus-fund.jp/keyword/kw073.shtml

(7) Els van Nood et al., "Duodenal infusion of donor feces for recurrent Clostridium difficile" *N Engl J Med*. 2013 Jan 31; 368(5): 407–15.

(8) Sheng-Xuan Liu et al., "Fecal microbiota transplantation induces remission of infantile allergic colitis through gut microbiota re-establishment" *World J Gastroenterol*. 2017 Dec 28; 23(48): 8570–8581.

(9) Stephanie L Schnorr et al., "Gut microbiome of the Hadza hunter-gatherers" *Nat Commun*. 2014 Apr 15; 5: 3654.、日本アンチエイジングフード協会「こんなに違う！　狩猟民族と都会暮らしの腸内環境～ライフスタイルとマイクロバイオーム～」（2016.8.8）https://anti-agingfood.com/362/、慶應義塾大学医学部・医学研究科「Microbiome 研究からうまれた「生きた細菌」の治療薬」（2019/9/13）https://www.med.keio.ac.jp/features/2019/9/8-63027/index.html

(10) 厚生労働省 e-ヘルスネット「食物繊維の必要性と健康」（2021/6/22）https://www.e-healthnet.mhlw.go.jp/information/food/e-05-001.html

(11) 厚生労働省 e-ヘルスネット「オリゴ糖」https://www.e-healthnet.mhlw.go.jp/information/dictionary/food/ye-003.html、西沢邦浩『日本人のための科学的に正しい食事術』（三笠書房、2018 年）

(12) 国立医薬基盤・健康・栄養研究所、兵庫県加東市、株式会社マルヤナギ小倉屋「9/29「もち麦喫食が腸内環境や食生活におよぼす影響に関する共同研究」に関する報告」（2021/9/29）https://www.city.kato.lg.jp/material/files/group/48/mochimugikekka.pdf

(13) S. J. Lewis & K. W. Heaton, "Stool Form Scale as a Useful Guide to Intestinal Transit Time", *Scandinavian Journal of Gastroenterology*, Vol.32, 1997-Issue 9

(14) 厚生労働省 e-ヘルスネット「便秘と食習慣」2021/10/26、https://www.e-healthnet.mhlw.go.jp/information/food/e-02-010.html

【2章】

(1) 腸内細菌学会「よくある質問　ビフィズス菌は偏性嫌気性菌なのに、ヨーグルト等乳製品の中で死滅しないのですか。」https://bifidus-fund.jp/FAQ/FAQ_07.shtml
(2) 腸内細菌学会「よくある質問　腸管内にすむ善玉菌、悪玉菌、日和見菌とは何ですか？」https://bifidus-fund.jp/FAQ/FAQ_22.shtml
(3) Manimozhiyan Arumugam et al., "Enterotypes of the human gut microbiome" *Nature*. 2011 May 12; 473(7346): 174–80.
(4) Tomohisa Takagi et al., "Typing of the Gut Microbiota Community in Japanese Subjects" *Microorganisms*. 2022 Mar 20; 10(3): 664.
(5) Yuji Naito et al., "Gut microbiota differences in elderly subjects between rural city Kyotango and urban city Kyoto: an age-gender-matched study" *J Clin Biochem Nutr*. 2019 Sep; 65(2): 125–131.
(6) 福土審『内臓感覚　脳と腸の不思議な関係』(NHK 出版、2007 年)

【3章】

(1) 農林水産省「『和食』がユネスコ無形文化遺産に登録されています」https://www.maff.go.jp/j/keikaku/syokubunka/ich/
(2) 現在の名称は「国民健康・栄養調査」。独立行政法人国立健康・栄養研究所「『国民栄養の現状』昭和 22 年（1947）～平成 14 年（2002）」https://www.maff.go.jp/j/keikaku/syokubunka/ich/
(3) 文部科学省『日本食品標準成分表 2020 年版（八訂）』
(4) Suguru Nishijima et al., "The gut microbiome of healthy Japanese and its microbial and functional uniqueness" *DNA Res*. 2016 Apr; 23(2): 125–33.
(5) 山下智也「腸内細菌叢と循環器疾患の関連」(『医学界新聞』2018/12/24) https://www.igaku-shoin.co.jp/paper/archive/y2018/PA03303_03、Zeneng Wang et al., "Gut flora metabolism of phosphatidylcholine promotes cardiovascular disease" *Nature*. 2011 Apr 7; 472(7341): 57–63, W H Wilson Tang et al., "Prognostic value of elevated levels of intestinal microbe-generated metabolite trimethylamine-N-oxide in patients with heart failure: refining the gut hypothesis" *J Am Coll Cardiol*. 2014 Nov 4; 64(18): 1908–14.
(6) Dominique Turck et al., "Safety of pasteurised Akkermansia muciniphila as a novel food pursuant to Regulation (EU) 2015/2283" *EFSA J*. 2021 Sep 1; 19(9): e06780.
(7) Koji Hosomi et al., "Oral administration of Blautia wexlerae ameliorates obesity and type 2 diabetes via metabolic remodeling of the gut microbiota" *Nat Commun*. 2022 Aug 18; 13(1): 4477.
(8) Ayako Horigome et al., "2'-Fucosyllactose Increases the Abundance of Blautia in the Presence of Extracellular Fucosidase-Possessing Bacteria" *Front Microbiol*. 2022 Jun 2; 13: 913624.
(9) 東京都福祉保健局「島しょ地域の栄養・食生活状況　参考資料1–1　調査票様式等（BDHQ）」

https://www.fukushihoken.metro.tokyo.lg.jp/tousyo/shiryou/28shokujichosahokokusho.files/1-1_bdhq.pdf
(10) 厚生労働省「『食事バランスガイド』について」https://www.mhlw.go.jp/bunya/kenkou/eiyou-syokuji.html

【4章】
(1) Peter J. Turnbaugh et al., "An obesity-associated gut microbiome with increased capacity for energy harvest" *Nature*. 2006 Dec 21; 444(7122): 1027–31.
(2) Vyara Matson et al., "The commensal microbiome is associated with anti-PD-1 efficacy in metastatic melanoma patients" *Science*. 2018 Jan 5; 359(6371): 104–108, Shota Fukuoka et al., "Association of gut microbiome with immune status and clinical response in solid tumor patients who received on anti-PD-1 therapies" *J Clin Oncol*. 2018 May 36(15_suppl): 3011–3011
(3) 厚生労働省「平成28年 歯科疾患実態調査結果の概要」(2017/6/2) https://www.mhlw.go.jp/toukei/list/dl/62-28-01.pdf
(4) 特定非営利活動法人・日本歯周病学会「歯周病Q & A」https://www.perio.jp/qa/prevention/

【5章】
(1) Koji Hosomi et al., "Lymphoid Tissue-Resident Alcaligenes Establish an Intracellular Symbiotic Environment by Creating a Unique Energy Shift in Dendritic Cells" *Front Microbiol*. 2020 Sep 24; 11: 561005.
(2) Yuki Miyoshi et al., "Mechanisms underlying enhanced IgA production in Peyer's patch cells by membrane vesicles derived from Lactobacillus sakei" *Biosci Biotechnol Biochem*. 2021 May 25; 85(6): 1536–1545.
(3) Takeshi Tanoue et al., "A defined commensal consortium elicits CD8 T cells and anti-cancer immunity" *Nature*. 2019 Jan; 565(7741): 600–605.
(4) Taketoshi Mizutani et al., "Correlation Analysis between Gut Microbiota Alterations and the Cytokine Response in Patients with Coronavirus Disease during Hospitalization" *Microbiol Spectr*. 2022 Apr 27; 10(2): e0168921.
(5) Naoyoshi Nagata et al., "Human Gut Microbiota and Its Metabolites Impact Immune Responses in COVID-19 and Its Complications" *Gastroenterology*. 2022 Sep 23; S0016-5085(22) 01081-2.
(6) 松原篤ほか、「鼻アレルギーの全国疫学調査2019(1998年, 2008年との比較):速報—耳鼻咽喉科医およびその家族を対象として—」(『日本耳鼻咽喉科学会会報』2020年、123巻6号、485–490)
(7) D P Strachan, "Hay fever, hygiene, and household size", *BMJ*. 1989 Nov 18; 299(6710): 1259–60.
(8) M C Noverr & G B Huffnagle, "The 'microflora hypothesis' of allergic diseases" *Clin Exp Allergy*. 2005 Dec; 35(12): 1511–20.

(9) Takahiro Nagatake et al., "Intestinal microbe-dependent ω3 lipid metabolite α KetoA prevents inflammatory diseases in mice and cynomolgus macaques" *Mucosal Immunol*. 2022 Feb; 15(2): 289–300.

【6章】

(1) Naoki Saji et al., "The relationship between the gut microbiome and mild cognitive impairment in patients without dementia: a cross-sectional study conducted in Japan" *Sci Rep*. 2019 Dec 18; 9(1): 19227.

(2) Emiko Aizawa et al., "Possible association of Bifidobacterium and Lactobacillus in the gut microbiota of patients with major depressive disorder" *J Affect Disord*. 2016 Sep 15; 202: 254–7.

(3) Rochellys Diaz Heijtz et al., "Normal gut microbiota modulates brain development and behavior" *Proc Natl Acad Sci U S A*. 2011 Feb 15; 108(7): 3047–52.

【7章】

(1) Jotham Suez et al., "Personalized microbiome-driven effects of non-nutritive sweeteners on human glucose tolerance" *Cell*. 185(18), 2022, 3307–3328. e19.

(2) Jonguk Park et al., "Dietary Vitamin B1 Intake Influences Gut Microbial Community and the Consequent Production of Short-Chain Fatty Acids" *Nutrients*. 2022 May 16; 14(10): 2078.

(3) Azusa Saika et al., "17(S), 18(R)-epoxyeicosatetraenoic acid generated by cytochrome P450 BM-3 from Bacillus megaterium inhibits the development of contact hypersensitivity via G-protein-coupled receptor 40-mediated neutrophil suppression" *FASEB Bioadv*. 2019 Dec 24; 2(1): 59–71.

(4) 麻生武志、内山成人「ウイメンズヘルスケアにおけるサプリメント：大豆イソフラボン代謝産物エクオールの役割」『日本女性医学学会雑誌』20: 313–332, 2012

(5) Dongryeol Ryu et al., "Urolithin A induces mitophagy and prolongs lifespan in C. elegans and increases muscle function in rodents" *Nat Med*. 2016 Aug; 22(8): 879–88.

(6) 株式会社ダイセル「世界初製法、ザクロ抽出物の腸内代謝物『URORICH™・ウロリッチ』を発売　～細胞を再活性化する機能性素材として、サプリメントメーカーに供給～」（2021/5/25）https://prtimes.jp/main/html/rd/p/000000050.000035577.html

(7) 国立研究開発法人新エネルギー・産業技術総合開発機構「世界初、バイオティクス成分HYA配合サプリメントを製品化　―食後血糖値の上昇抑制効果が期待される機能性脂肪酸を発見、量産に成功―」（2021/1/19）https://www.nedo.go.jp/news/press/AA5_101401.html, Junki Miyamoto et al., "Gut microbiota confers host resistance to obesity by metabolizing dietary polyunsaturated fatty acids" *Nat Commun*. 2019 Sep 5; 10(1): 4007.

(8) Hannah C. Wastyk et al., "Gut-microbiota-targeted diets modulate human immune status" *Cell*. 2021 Aug 5; 184(16): 4137–4153. e14.

(9) Miho Nozue et al., "Fermented Soy Product Intake Is Inversely Associated with the Development of High Blood Pressure: The Japan Public Health Center-Based Prospective Study" *J Nutr.* 2017 Sep; 147(9): 1749–1756, M Kaneki et al., "Japanese fermented soybean food as the major determinant of the large geographic difference in circulating levels of vitamin K2: possible implications for hip-fracture risk" *Nutrition.* 2001 Apr; 17(4): 315–21, Akane Kojima et al., "Natto Intake is Inversely Associated with Osteoporotic Fracture Risk in Postmenopausal Japanese Women" *J Nutr.* 2020 Mar 1; 150(3): 599–605.

(10) Katharina Nimptsch et al., "Dietary vitamin K intake in relation to cancer incidence and mortality: results from the Heidelberg cohort of the European Prospective Investigation into Cancer and Nutrition (EPIC-Heidelberg)" *Am J Clin Nutr.* 2010 May; 91(5): 1348–58, Rafael de Cabo et al., "The search for antiaging interventions: from elixirs to fasting regimens" Cell. 2014 Jun 19; 157(7): 1515–26, Muna Al-Habsi et al., "Spermidine activates mitochondrial trifunctional protein and improves antitumor immunity in mice" *Science.* 2022 Oct 28; 378(6618): eabj3510.

(11) Frank Madeo et al., "Spermidine in health and disease" *Science.* 2018 Jan 26; 359(6374): eaan2788.

(12) Toshihiro Ohtsu et al., "The Effect of Continuous Intake of Lactobacillus gasseri OLL2716 on Mild to Moderate Delayed Gastric Emptying: A Randomized Controlled Study" *Nutrients.* 2021 May 28; 13(6): 1852.

(13) Anthony Fardet and Edmond Rock, "In vitro and in vivo antioxidant potential of milks, yoghurts, fermented milks and cheeses: a narrative review of evidence" *Nutr Res Rev.* 2018 Jun; 31(1): 52–70.

(14) Dariush Mozaffarian et al., "Changes in diet and lifestyle and long-term weight gain in women and men" *N Engl J Med.* 2011 Jun 23; 364(25): 2392–404.

(15) Jing Sun and Nicholas Buys, "Effects of probiotics consumption on lowering lipids and CVD risk factors: a systematic review and meta-analysis of randomized controlled trials" *Ann Med.* 2015; 47(6): 430–40.

(16) Arne Astrup, "Yogurt and dairy product consumption to prevent cardiometabolic diseases: epidemiologic and experimental studies" *Am J Clin Nutr.* 2014 May; 99(5 Suppl): 1235S–42S.

(17) Jordi Salas-Salvadó et al., "Yogurt and Diabetes: Overview of Recent Observational Studies" *J Nutr.* 2017 Jul; 147(7): 1452S–1461S.

(18) Mijin Lee et al., "Dairy food consumption is associated with a lower risk of the metabolic syndrome and its components: a systematic review and meta-analysis" *Br J Nutr.* 2018 Aug; 120(4): 373–384.

(19) Timo T Koskinen et al., "Intake of fermented and non-fermented dairy products and risk of incident CHD: the Kuopio Ischaemic Heart Disease Risk Factor Study" *Br J Nutr.* 2018 Dec; 120(11): 1288–1297.

(20) Haruki Kitazawa et al., "Antitumoral Activity of Slime-forming, Encapsulated Lctococcus lactis subsp. cremoris isolated from Scandinavian Ropy Sour Milk, "viili"" *Nihon Chikusan Gakkaiho*. 1991; 62(3): 277–283, P.Ruas-Madiedo et al., "Short Communication: Effect of Exopolysaccharide Isolated from "Viili" on the Adhesion of Probiotics and Pathogens to Intestinal Mucus" *Journal of Dairy Science*. 2006 July; 89(7): 2355–2358, Hajime Nakajima et al., "Cholesterol Lowering Activity of Ropy Fermented Milk" *Journal of Food Science*. 1992 Nov; 57(6): 1327–1329.
(21) T Maruo et al., "Oral administration of milk fermented with Lactococcus lactis subsp. cremoris FC protects mice against influenza virus infection" *Lett Appl Microbiol*. 2012 Aug; 55(2): 135–40.
(22) Yosuke Nishitani et al., "Lactococcus lactis subsp. cremoris FC alleviates symptoms of colitis induced by dextran sulfate sodium in mice" *Int Immunopharmacol*, 2009 Nov; 9(12): 1444–51.
(23) Seiya Makino et al., "Reducing the risk of infection in the elderly by dietary intake of yoghurt fermented with Lactobacillus delbrueckii ssp. bulgaricus OLL1073R-1" *Br J Nutr*. 2010 Oct; 104(7): 998–1006, Haruki Kitazawa et al., "Phosphate group requirement for mitogenic activation of lymphocytes by an extracellular phosphopolysaccharide from Lactobacillus delbrueckii ssp. Bulgaricus" *Int J Food Microbiol*. 1998 Apr 14; 40(3): 169–75, H S Gill et al., "Enhancement of immunity in the elderly by dietary supplementation with the probiotic Bifidobacterium lactis HN019" *Am J Clin Nutr*. 2001 Dec; 74(6): 833–9, Y H Sheih et al., "Systemic immunity-enhancing effects in healthy subjects following dietary consumption of the lactic acid bacterium Lactobacillus rhamnosus HN001" *J Am Coll Nutr*. 2001 Apr; 20 (2 Suppl): 149–56.
(24) Atsushi Terada et al., "Effect of Yoghurt Consumption on Fecal Flora and Fecal Metabolites in Healthy Adults" *JAPANESE JOURNAL OF FOOD MICROBIOLOGY*. 1993; 10(1): 29–34, 飯野 久和他「ブルガリアヨーグルト摂取による糞便中ビフィズス菌の増加作用を検証するプラセボ対照二重盲検比較試験」『栄養学雑誌』2013 年 71 巻 4 号 p.171–184
(25) 同上
(26) Takayuki Toshimitsu et al., "Ingesting Yogurt Containing Lactobacillus plantarum OLL2712 Reduces Abdominal Fat Accumulation and Chronic Inflammation in Overweight Adults in a Randomized Placebo-Controlled Trial" *Curr Dev Nutr*. 2021 Feb 3; 5(2): nzab006.

【研究へのご支援について】

本書に関連する研究を、より充実したものとして行なっていくため、医薬基盤・健康・栄養研究所（NIBIOHN：ニビオン）では皆様方から広く寄附を募っております。

以下のとおりYahoo! Japanネット募金さんが専用のページを設けてくださっております。当研究を応援したい、サポートしたいという方は、本サイトをご覧いただき、ご支援を検討くださいますようお願い申し上げます。

『Yahoo! JAPANネット募金
腸内フローラは宝の山　～腸内細菌の持つ無限の可能性を人類が最大限活用するために～』
https://donation.yahoo.co.jp/detail/5502002

國澤 純（くにさわ・じゅん）
国立研究開発法人 医薬基盤・健康・栄養研究所
ヘルス・メディカル微生物研究センター センター長
1996年、大阪大学薬学部卒業。2001年、薬学博士（大阪大学）。米国カリフォルニア大学バークレー校への留学後、2004年、東京大学医科学研究所助手。同研究所助教、講師、准教授を経て、2013年より現所属プロジェクトリーダー。2019年より現所属センター長。
その他、東京大学医科学研究所客員教授、大阪大学医学系研究科・薬学研究科・歯学研究科・理学研究科招へい教授（連携大学院）、神戸大学医学研究科客員教授（連携大学院）、広島大学医歯薬保健学研究科客員教授、早稲田大学ナノ・ライフ創新研究機構客員教授などを兼任。
著書には『善玉酵素で腸内革命』（主婦と生活社）がある。

9000人を調べて分かった
腸のすごい世界
強い体と菌をめぐる知的冒険

2023年 4月24日 第1版 第1刷発行
2024年11月28日 第1版 第6刷発行

著者 國澤 純
発行者 中川ヒロミ
発行 株式会社日経BP
発売 株式会社日経BPマーケティング
〒105-8308 東京都港区虎ノ門4-3-12
https://bookplus.nikkei.com/
装丁・デザイン mika
イラスト 三弓素青
編集協力 茅島奈緒深
企画協力 西沢邦浩
編集 宮本沙織
制作 キャップス
印刷・製本 中央精版印刷株式会社

ISBN 978-4-296-00128-6 Printed in Japan